全国高等卫生职业教育护理专业“双证书”人才培养“十二五”规划教材

供护理、助产等专业使用

丛书顾问 文历阳 沈彬

护理礼仪

主　编　熊　蕊　杨光云

副主编　李玉荣　孔玉涛　王　蕾

编　者　（以姓氏笔画为序）

孔玉涛（平凉医学高等专科学校）

王　玲（江西护理职业技术学院）

王　蕾（上海健康职业技术学院）

王秀琴（盘锦职业技术学院）

付　辉（枣庄科技职业学院）

吕　婧（新疆巴州卫生学校）

李玉荣（湖北职业技术学院）

杨光云（枣庄科技职业学院）

杨雪艳（商丘医学高等专科学校）

杨　晴（商丘医学高等专科学校）

胡晓玲（宝鸡职业技术学院）

胡瑞萍（孝感市第一人民医院）

黄丽萍（新疆巴州卫生学校）

熊　蕊（湖北职业技术学院）

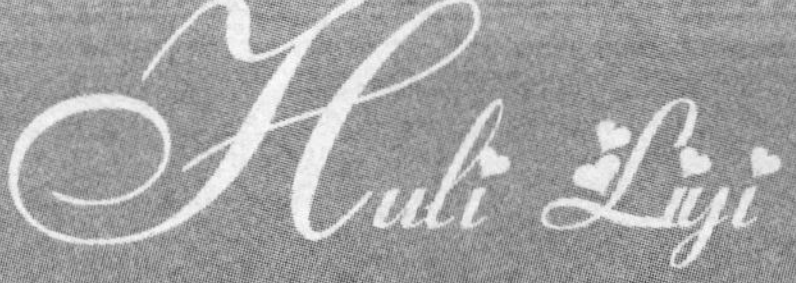

華中科技大學出版社

http://www.hustp.com

中国·武汉

内容简介

本书是全国高等卫生职业教育护理专业“双证书”人才培养“十二五”规划教材。

本书的编写以“双证书”人才培养为指导思想，以尽量满足高职高专护理专业的教学需求和临床护理工作对护理人才知识、能力、素质的要求为宗旨，以实现高素质技能型护理人才培养为目标。全书共九个项目，包括护理礼仪概述、护士仪容礼仪、护士服饰礼仪、护士举止礼仪、护士言谈礼仪、护士交往礼仪、护理工作礼仪、求职礼仪及其他礼仪等内容。

本书适合高职高专护理、助产等专业使用。

图书在版编目(CIP)数据

护理礼仪/熊　蕊　杨光云　主编. —武汉：华中科技大学出版社，2011.9
ISBN 978-7-5609-7340-1

Ⅰ.护…　Ⅱ.①熊…　②杨…　Ⅲ.护理-礼仪-高等职业教育-教材　Ⅳ.R47

中国版本图书馆 CIP 数据核字(2011)第 176204 号

护理礼仪　　熊　蕊　杨光云　主　编

责任编辑：荣　静
封面设计：刘　卉
责任校对：代晓莺
责任监印：周治超
出版发行：华中科技大学出版社(中国·武汉)
武昌喻家山　　邮编：430074　　电话：(027)81321915
录　　排：华中科技大学惠友文印中心
印　　刷：武汉鑫昶文化有限公司
开　　本：787mm×1092mm　1/16
印　　张：8.5
字　　数：192 千字
版　　次：2015 年 2 月第 1 版第 6 次印刷
定　　价：20.00 元

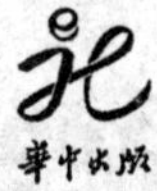

本书若有印装质量问题，请向出版社营销中心调换
全国免费服务热线：400-6679-118　竭诚为您服务

全国高等卫生职业教育护理专业“双证书”人才培养“十二五”规划教材编委会

总序

Zongxu

世界职业教育发展的经验和我国职业教育发展的历程都表明，职业教育是提高国家核心竞争力的要素之一。近年来，我国高等职业教育发展迅猛，成为我国高等教育的重要组成部分，与此同时，作为高等职业教育重要组成部分的高等卫生职业教育的发展也取得了巨大成就，为国家输送了大批高素质技能型、应用型医疗卫生人才。截至 2010 年底，我国各类医药卫生类高职高专院校已达 343 所，年招生规模超过 24 万人，在校生 78 万余人。

医药卫生体制的改革要求高等卫生职业教育也应顺应形势调整目标，根据医学发展整体化的趋势，医疗卫生系统需要全方位、多层次、各种专业的医学专门人才。护理专业与临床医学专业互为羽翼，在维护人民群众身体健康、提高生存质量等方面起到了不可替代的作用。当前，我国正处于经济社会发展的关键阶段，护理专业已列入国家紧缺人才专业，根据卫生部的统计，到 2015 年我国对护士的需求将增加到 232.3 万人，平均每年净增加 11.5 万人，这为护理专业的毕业生提供了广阔的就业空间，也对高等卫生职业教育如何进行高素质技能型护理人才的培养提出了新的要求。

教育部《关于全面提高高等职业教育教学质量的若干意见》中明确指出，高等职业教育必须“以服务为宗旨，以就业为导向，走产学结合的发展道路”，《中共中央国务院关于深化教育改革全面推进素质教育的决定》中再次强调“在全社会实行学业证书和执业资格证书并重的制度”。上述文件均为新时期我国职业教育的发展提供了具有战略意义的指导意见。高等卫生职业教育既具有职业教育的普遍特性，又具有医学教育的特殊性，护理专业的专科人才培养应以职业技能的培养为根本，与护士执业资格考试紧密结合，力求满足学科、教学和社会三方面的需求，把握专科起点，突出职业教育特色。高等卫生职业教育发展的形势使得目前使用的教材与新形势下的教学要求不相适应的矛盾日益突出，加强高等卫生职业教育教材建设成为各院校的迫切要求，新一轮教材建设迫在眉睫。

为了顺应高等卫生职业教育教学改革的新形势和新要求，在认真、细致调研的基础上，在教育部高职高专医学类及相关医学类专业教学指导委员会专家和部分高职高专示范院校领导的指导下，我们组织了全国 30 所高职高专医药院校的 200 多位老师编写了这套秉承“学业证书和执业资格证书并重”理念的全国高等卫生职业教育护理专业“双证书”人才培养“十二五”规划教材。本套教材由国家示范性院校引领，多所学校广泛参与，其中有副教授及以上职称的老师占 70%，每门课程的主编、副主编均由来自高职高专医药院校教学一线的教研室主任或学科带头人组成。教材编写过程中，全体主编和参编人员进行了认真的研讨和细致的分工，在教材编写体例和内容上均有所创新，各主编单位高度重视并有力配合教材编写工作，责任编辑和主审专家严谨和忘我地工作，确保了本套教材的编写质量。

本套教材充分体现新一轮教学计划的特色，强调以就业为导向、以能力为本位、贴近学生的原则，体现教材的“三基”（基本知识、基本理论、基本实践技能）及“五性”（思想性、科学性、先进性、启发性和适用性）要求，着重突出以下编写特点。

(1) 紧跟教改，接轨“双证书”制度。紧跟教育部教学改革步伐，引领职业教育教材发展趋势，注重学业证书和执业资格证书相结合，提升学生的就业竞争力。

(2) 创新模式，理念先进。创新教材编写体例和内容编写模式，迎合高职高专学生思维活跃的特点，体现“工学结合”特色。教材的编写以纵向深入和横向宽广为原则，突出课程的综合性，淡化学科界限，对课程采取精简、融合、重组、增设等方式进行优化，同时结合各学科特点，适当增加人文社会科学相关知识，提升专业课的文化层次。

(3) 突出技能，引导就业。注重实用性，以就业为导向，专业课围绕高素质技能型护理人才的培养目标，强调突出护理、注重整体、体现社区、加强人文的原则，构建以护理技术应用能力为主线、相对独立的实践教学体系。充分体现理论与实践的结合，知识传授与能力、素质培养的结合。

(4) 紧扣大纲、直通护考。紧扣教育部制定的高等卫生职业教育教学大纲和最新护士执业资格考试大纲，随章节配套习题，全面覆盖知识点与考点，有效提高护士执业资格考试通过率。

这套规划教材作为秉承“双证书”人才培养编写理念的护理专业教材，得到了各学校的大力支持与高度关注，它将为高等卫生职业教育护理专业的课程体系改革作出应有的贡献。我们衷心希望这套教材能在相关课程的教学中发挥积极作用，并得到读者的青睐。我们也相信这套教材在使用过程中，通过教学实践的检验和实际问题的解决，不断得到改进、完善和提高。

全国高等卫生职业教育护理专业“双证书”人才培养“十二五”规划教材

编写委员会

前言

Qianyan

随着社会经济的发展和人民生活水平的改善，人们对健康的要求也在不断提高，因而对医护工作者也提出了更高的要求。要实现对护理对象的生理、心理、社会全方位的系统化整体护理，护理工作者除了需要具备扎实的理论知识、娴熟的护理操作技术和高尚的道德情操外，还必须具有服务艺术，这就要求护理人员必须具有良好的护士行为规范，即优美的仪表、端正的态度、优雅的举止、礼貌的行为语言和良好的沟通技巧。因此，学习护理礼仪知识和培养良好的礼仪修养是现代护理发展的必然要求。

《护理礼仪》是全国高等卫生职业教育护理专业“双证书”人才培养“十二五”规划教材。通过学习本课程，可以让学生系统掌握护士行为规范的相关理论知识和技能，为学生学习后续护理实践课程、从事临床护理工作打下坚实的基础。本教材是湖北省高等学校省级教学研究项目(项目编号:2010365)成果之一。

本教材的编写主要突出以下几个方面的特点。一是以护士执业标准和岗位需求为依据，以“双证书”型人才培养为指导思想来确定教学内容。二是以尽量满足高职护理专业的教学需求和临床护理工作对护理人才知识、能力、素质的要求为宗旨，以实现高素质技能型护理人才培养为目标。三是以项目为导向，构建教材框架。全书共九个项目，包括护理礼仪概述、护士仪容礼仪、护士服饰礼仪、护士举止礼仪、护士言谈礼仪、护士交往礼仪、护理工作礼仪、求职礼仪和其他礼仪等内容。四是以案例为载体，设计教学活动，使学生通过对案例的分析来获得知识与技能，提高学生分析问题、解决问题的能力，从而提高其综合素质。项目后附有与护士执业考试配套的能力检测试题和项目重点提示，为学生参加护士执业考试作准备。五是以技能训练为重点，注重实践能力的培养。本书结构完整、图文并茂，内容通俗易懂，充分体现教材的科学性、思想性、指导性、实用性和前瞻性，是高职高专护理专业及相关医学专业的教学用书，也可作为社会人员的培训教材。

由于编者水平有限，书中难免会有缺点和错误，恳请广大读者谅解并予以指正。

熊　蕊

2011 年 8 月

选择题题型说明

本教材每一章后所附的选择题均遵循护士执业资格考试的要求进行设置，现将答题要求及答题要领介绍如下。

A_1 型题　单句型最佳选择题，每题有 A、B、C、D、E 五个备选答案，从中选择一个最佳答案。

A_2 型题　病例摘要型最佳选择题，每一道考题是以一个病例出现的，下面有 A、B、C、D、E 五个备选答案，从中选择一个最佳答案。

A_3 型题　共用题干题中的病例组型最佳选择题，题干是一个病例，然后提出 2～3 个相关问题，每个问题都与题干有关，问题之间相互独立，下面有 A、B、C、D、E 五个备选答案，从中选择一个最佳答案。

目录

Mulu

项目一　护理礼仪概述

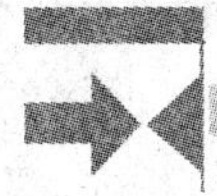

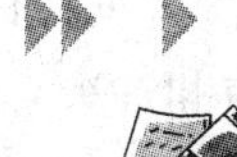

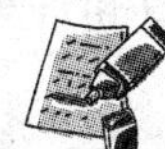

学习目标

1. 掌握护理礼仪的特点及其在护理工作中的作用。
2. 熟悉礼仪的基本概念、特点和原则。
3. 熟悉学习护理礼仪的意义和方法。
4. 了解礼仪的起源与发展。

项目描述

本项目主要介绍礼仪的起源与发展，礼仪的基本概念、特点和原则，护理礼仪的特点、作用以及学习护理礼仪的意义和方法。通过本项目的学习，让护生了解护理礼仪的基本知识，为后面各项目的学习做好充分的准备。

案例引导

患者，女，52岁，农民，小学文化，因多饮、多食、多尿伴体重减轻，来院就诊，门诊以“糖尿病”收入院。责任护士小陈非常热情地迎接患者，耐心地与其沟通，认真实施各项护理操作，但患者因患病焦虑及更年期综合征，情绪不稳定、易怒，多次刁难，小陈均举止优雅、态度和蔼地解决了患者提出的难题。

问题：

1. 小陈的言谈举止遵循了护理礼仪的哪几项原则？
2. 小陈的言谈举止符合护理礼仪的哪些特点？

一、礼仪的起源与发展

（一）礼仪的起源

中国有五千年文明史，素有“礼仪之邦”之称，礼仪文化源远流长。礼仪文化作为中国传统文化的重要组成部分，其内容非常丰富，所涉及的范围十分广泛，渗透到社会的各个层面。礼仪究竟何时何故而起？自古以来，人们进行过种种探讨，关于礼的起源，说法不一。归纳起来有如下五种起源学说：一是天神生礼仪；二是礼为天、地、人的统一体；三是礼产生于人的自然本性；四是礼为人性和环境矛盾的产物；五是礼生于理，起源于俗。

从理论上讲，礼的产生是人类为了协调主观矛盾和客观矛盾的需要。首先，礼的产生是为了维护自然的人伦秩序的需要。人类为了生存和发展，必须要与大自然抗争，而不得不以群居的形式相互依存。在群体生活中，男女有别，长幼有序。这既是一种自然的人伦秩序，又是一种需要所有成员共同认可和遵守的社会秩序。为了妥善处理各种关系，人们逐步积累、约定了一系列人伦秩序，这就是最初的礼。其次，礼的产生源于人类寻求满足自身欲望与实现欲望的条件之间动态平衡的需要。对欲望的追求是人的本能，在追寻并实现欲望的过程中，人与人之间难免会发生矛盾和冲突，为了避免这些矛盾和冲突，就需要为"止欲制乱"而制礼。

从具体的仪式上看，礼产生于原始宗教的祭祀活动。在人类发展的最初期，人们对火山喷发、地震、闪电、雷鸣等自然现象无法解释，也不知道原因，只能归结为天地间有神的力量、有鬼的存在。由于对天地、鬼神的惧怕和敬仰，人们就会举行一些仪式，用物品来祭拜。这些祭祀活动在历史发展的过程中逐步完善了相应的规范和制度，正式形成祭祀礼仪。随着人类对自然与社会各种关系认识的逐步深入，仅以祭祀天地、鬼神、祖先为礼，已经不能满足人类日益发展的精神需要，无法调节日益复杂的社会关系。于是，人们将敬神祈福活动中的一系列行为扩展到各种人际交往活动中，从最初的祭祀之礼扩展到社会各个领域，形成各种各样的礼仪。

（二）礼仪的发展

礼仪是伴随着我国的历史和文化发展而产生并且同步发展的，礼仪的形成和发展经历了从无到有、从低级到高级、从零散到完整的渐进发展过程，其发展经过了礼仪的起源时期、礼仪的形成时期、礼仪的发展和变革时期、礼仪的强化时期、礼仪的衰落时期和现代礼仪的发展时期等六个时期。

1. 礼仪的起源时期

礼仪起源于原始社会，在原始社会中晚期（约旧石器时代）出现了早期礼仪的萌芽。例如，生活在距今约1.8万年的北京周口店山顶洞人，将兽骨、贝壳、野花等戴在头上或者挂在脖子上装饰自己或炫耀身份；在他们去世的族人身旁撒放赤铁矿粉，举行原始宗教仪式，这是迄今为止在中国发现的最早的葬仪。

整个原始社会是礼仪的萌芽时期，礼仪多较为简单和虔诚且不具有阶级性。其主要内容包括以下几点：①制定了明确血缘关系的婚嫁礼仪；②制定了区别部族内部尊卑等级的礼仪；③确立了一些祭天敬神的仪式；④规定了一些在人们的相互交往中表示礼节和恭敬的动作。

2. 礼仪的形成时期

大约在一万年前，原始社会开始进入新石器时代，打磨精致的石器（后来又发现了金属）取代了旧石器时代常用的笨重石器和木棍，使农业、畜牧业、手工业生产跃上一个新台阶。在此后数千年的岁月里，原始礼仪渐具雏形。有资料表明，当时人们已经注意到尊卑有序、男女有别，如长辈坐上席、晚辈坐下席、男子坐左边、女子坐右边等。随着生活水平的提高、生产力的提高，劳动者拥有了更多的剩余消费品，进而产生了剥削，最终不可避免地产生了阶级，人类社会开始向奴隶社会挺进。

人类社会进入奴隶社会，统治阶级为了巩固自己的统治地位而将原始的宗教礼仪发展成符合奴隶社会政治需要的礼制，礼被打上了阶级的烙印。在这个阶段，中国第一次形成了比较完整的国家礼仪与制度。例如，“五礼”即吉礼、凶礼、宾礼、军礼、嘉礼，是一整套涉及社会生活各方面的礼仪规范和行为标准。古代的礼制典籍多撰修于这一时期，如周代的《周礼》、《仪礼》、《礼记》等，就是我国最早的一批礼仪学专著。

在西周，青铜礼器是个人身份的象征。礼器的多寡代表身份和地位的高低，形制的大小显示权力范围的大小。而相见礼和婚礼（包括纳采、问名、纳吉、纳徽、请期、亲迎等六礼）成为定式，流行于民间。此外，尊老爱幼等礼仪，也已确立。

3. 礼仪的发展和变革时期

春秋战国时期是我国从奴隶社会向封建社会转型的时期。这一时期，学术界形成了百家争鸣的局面，以孔子、孟子、荀子为代表的诸子百家均对礼教悉心研究，从而促进了礼仪的发展，他们在相关著作中对礼仪的起源、本质和功能进行了系统阐述，第一次在理论上全面而深刻地论述了社会等级秩序的划分及其意义。

孔子是中国古代的大思想家、大教育家，他首开私人讲学之风，打破贵族垄断教育的局面。他修《诗》、《书》，订《礼》、《乐》，序《周易》，作《春秋》，为历史文化的整理和保存作出了重要的贡献。由他编订的《仪礼》，详细记录了战国以前贵族生活的各种礼节仪式。孔子对礼仪非常重视，把“礼”看成是治国、安邦、平天下的基础。他认为：不学礼，无以立；质胜文则野，文胜质则史；文质彬彬，然后君子。他要求人们用礼的规范来约束自己的行为，要做到“非礼勿视，非礼勿听，非礼勿言，非礼勿动”。他倡导“仁者爱人”，强调人与人之间要有同情心，要相互关心，彼此尊重。总之，孔子较系统地阐述了礼及礼仪的本质与功能，将礼仪理论提高到了一个新的高度。

孟子是战国时期儒家的主要代表人物，他将礼解释为对尊长和宾客严肃而有礼貌，即“恭敬之心，礼也”，并将“礼”看做是人性善的发端之一。

知识链接

英国著名作家萧伯纳应邀访问俄国。一天他在莫斯科街头散步，碰到一个可爱的小女孩独自在玩游戏，一时间童心大发，和小女孩一块兴高采烈地玩起来。分手时萧伯纳得意地对小女孩说：“回去告诉你妈妈，今天你和一个享誉世界的大作家萧伯纳玩游戏。”小女孩看了看萧伯纳，学着他的口吻毫不示弱地说：“你回去也告诉你的妈妈，今天你和世界上最可爱的小女孩安妮玩游戏。”萧伯纳对这个回答十分吃惊，立即意识到自己的傲慢和无礼。事后他对一位朋友说：“一个人不论有多大的成就，对任何人都应该平等相待，时常保持谦虚的态度，俄国小女孩给我的教训，我一辈子也忘不了啊！”

荀子是战国末期的大思想家，他主张“隆礼”、“重法”，提倡礼法并重。荀子提出，不仅要有礼治，还要有法治。只有尊礼重教、法制完备，国家才能安宁。荀子还指出：“礼之于正国家也，如权衡之于轻重也，如绳墨之于曲直也。故人无礼不生，事无礼不成，国家无礼不宁。”

4. 礼仪的强化时期

公元前221年至公元1796年是礼仪的强化时期。秦始皇(名嬴政)吞并六国后统一中国，建立中国历史上第一个中央集权的封建王朝，秦始皇在全国推行“书同文”、“车同轨”、“行同伦”。秦朝制定的集权制度，成为后来延续两千余年的封建体制的基础。西汉初期，叔孙通协助汉高帝刘邦制定了朝礼之仪，发展了礼的仪式和礼节。思想家董仲舒，把儒家礼仪具体概括为“三纲五常”。“三纲”即“君为臣纲，父为子纲，夫为妻纲”，“五常”即“仁、义、礼、智、信”。汉代时，《礼记》问世。《礼记》堪称集上古礼仪之大成，上承奴隶社会、下启封建社会的礼仪汇集。盛唐时期，《礼记》由“记”上升为“经”，成为“礼经”三书之一(另外两本为《周礼》和《仪礼》)。宋代时，出现了以儒家思想为基础，兼容道学、佛学思想的理学，程颐兄弟和朱熹为其主要代表。程颐兄弟认为：父子君臣，天下之定理，无所逃于天地间。朱熹进一步指出：仁莫大于父子，义莫大于君臣，是谓三纲之要，五常之本。

总之，在我国长达两千多年的封建社会里，尽管在不同的朝代礼仪文化具有不同的社会、政治、经济、文化特征，但却有一个共同点，就是一直为统治阶级所利用。礼仪是维护封建社会等级秩序的工具。纵观封建社会的礼仪，内大致有涉及国家政治的礼制和家庭伦理的礼制两大类。这一时期的礼仪构成中华传统礼仪的主体，其重要特点是尊君抑臣、尊夫抑妇、尊父抑子、尊神抑人。在漫长的历史演变过程中，封建社会的礼仪逐渐变成妨碍人类个性自由发展、阻挠人们平等交往、窒息思想自由的精神枷锁。

5. 礼仪的衰落时期

公元1796年至1911年是礼仪的衰落时期。清代后期，清王朝政权腐败，民不聊生，传统礼仪盛极而衰。伴随着西学东渐，一些西方礼仪传入中国，如北洋新军时期的陆军便采用西方军队的举手礼来代替不合时宜的打千礼等。

6. 现代礼仪的发展时期

1911年末，清王朝土崩瓦解，孙中山先生和战友们破旧立新，用民权代替君权，用自由、平等取代宗法等级；普及教育，废除祭孔读经；改易陋俗，剪辫子、禁缠足等，从而正式拉开现代礼仪的帷幕。新文化运动对那些腐朽、落后的礼教进行了清算，符合时代要求的礼仪被继承、完善，那些繁文缛节逐渐被抛弃，同时接受了一些国际上通用的礼仪形式。新的礼仪标准、价值观念得到了推广和传播。新中国成立后，摒弃了昔日束缚人们的“神权天命”、“愚忠愚孝”，以及严重束缚妇女的“三从四德”等封建礼教，确立了同志式的合作互助关系和男女平等的新型社会关系，而尊老爱幼、讲究信义、以诚待人、先人后己、礼尚往来等中国传统礼仪中的精华，则得到继承和发扬。改革开放以来，随着中国与世界的交往日趋频繁，西方一些先进的礼仪陆续传入我国，同我国的传统礼仪一道融入社会生活的各个层面，构成了社会主义礼仪的基本框架。许多礼仪从内容到形式都在不断变革，现代礼仪的发展进入了全新的发展时期，各行各业的礼仪规范纷纷出台。随着社会的进步、科技的发展和国际交往的增多，礼仪必将得到进一步的完善和发展。

二、礼仪的基本概念、特点和原则

（一）礼仪的基本概念

1. 礼仪

礼仪包括"礼"和"仪"两部分。"礼"即礼貌、礼节，"仪"即仪表、仪态、仪式、仪容。礼仪的内涵比较丰富，它既可以指为表示敬意和隆重而举行的仪式，也可泛指社会交往中的礼貌、礼节，是人们在长期生活实践中，为了相互尊重，在仪表、仪态、仪式、仪容、言谈举止等方面约定俗成、共同认可的行为规范，是人际交往乃至国际交往中，相互表示尊重、亲善和友好的行为。

广义的礼仪泛指人们在社会交往中的行为规范和交际艺术。狭义的礼仪通常是指在较大或较隆重的正式场合，为表示敬意、尊重、重视等所举行的合乎社交规范和道德规范的仪式。

2. 礼貌

礼貌是指人们在交往过程中通过仪表及言谈举止来表示对交往对象的尊重、尊敬和友好，是一个人待人接物时的外在表现。

3. 礼节

礼节是指人们在日常生活特别是交际场合中，相互表示问候、致意、祝愿、慰问时惯用的形式。礼节是礼貌的具体表现，具有形式化的特点，主要是指日常生活中的个体礼貌行为。

总之，"礼貌"、"礼节"、"礼仪"三者尽管名称不同，但都是人们在相互交往中表示尊敬、友好的行为，其本质都是尊重人、关心人。有礼貌而不懂礼节，往往容易失礼；谙熟礼节却流于形式，充其量只是客套。礼貌是礼仪的基础，礼节是礼仪的基本组成部分。礼貌、礼节、仪式等是礼仪的具体表现形式，没有礼节就谈不上礼貌，有了礼貌就必然伴有具体的礼节形式。

（二）礼仪的特点

1. 普遍认同性与差异性

礼仪具有普遍认同性。认同性是全社会约定俗成、共同认可、普遍遵守的准则。一般来说，礼仪代表一个国家、一个民族、一个地区的文化习俗特征。但我们也看到不少礼仪是全世界通用的，具有全人类的普遍认同性。例如，问候、打招呼、礼貌用语、各种庆典仪式、签字仪式等，大体是世界通用的。然而，由于民族信仰、习俗、地理环境等因素的影响，不同国家、不同地区和不同民族有着不同的发展史，各个国家、地区和民族都有一些自己的礼仪表达方式。因此，礼仪也因国家、地区和民族的不同而表现出形式上的差异。

2. 传承性与时代性

礼仪的传承性是指礼仪形成本身是个动态发展的过程，是在风俗和传统变化中形成的行为规范。在发展变化中，表现为继承和发展。礼仪一旦形成，就具有相对独立性。任何国家的当代礼仪都是在本国古代礼仪的基础上传承、发展起来的，对于既往的礼仪文化遗产，一些优秀的还要继承、发扬下去。礼仪不是一成不变的，它具有鲜明的时代特点。随着人类的发展、社会的进步，礼仪也随之发展变化，并在社会实践中不断完善，并赋予新的内容，形成具有时代特征的礼仪规范。

3. 规范性

礼仪的规范性，主要是指它对具体的交际行为具有规范性和制约性。这种规范性本身所反映的实质是一种被广泛认同的社会价值取向和对待他人的态度。无论是具体的言行还是姿态，均可反映出行为主体的内在品质和外在行为标准。

4. 广泛性

礼仪的广泛性，主要是指礼仪在整个人类社会的发展过程中普遍存在，并被人们广泛认同。礼仪无处不在，礼仪无时不在。

（三）礼仪的原则

1. 平等原则

在社会交往中应该以礼待人，有来有往，既不能盛气凌人，也不能卑躬屈膝。平等的原则是礼仪的核心，即尊重交往对象、以礼相待，对任何交往对象都必须一视同仁，给予同等程度的礼遇。

知识链接

礼仪中的优先原则，与各民族的风俗习惯、宗教信仰等有很大关系。以“女士优先”原则为例，在一些国家，如巴基斯坦，讲究男女授受不亲，在公共场合，如果男女出双入对，卿卿我我，则被认为是不合礼仪的。但是，在这个国家，男士非常尊重女士，对待女士谦逊有礼，见了女士，一般不主动握手，除非女士先伸手。尽管公共汽车上非常拥挤，男士们也会让女士们先上车，车上的座位分得很清楚，女性坐前面，男性坐后面。餐厅的情形也一样，男女分开，陌生的男士是决不可随意过界或上前搭讪的。在任何时候排长队时，女性都可直接走到队伍的前端去。

2. 敬人原则

敬人者，人恒敬之。敬人的原则即人们在社会交往中，要常存敬人之心，处处不可失敬于人，不可伤害他人的个人尊严，更不能侮辱对方的人格。只有相互尊重，人与人之间的关系才会融洽和谐。

3. 真诚原则

真诚是人与人相处的基本态度，是一个人外在行为与内在道德的统一。言必行，行必果。运用礼仪时，务必诚信无欺，言行一致，表里如一。

4. 宽容原则

海纳百川，有容乃大。人们在交际活动中运用礼仪时，既要严于律己，更要宽以待人。千万不要求全责备，斤斤计较，咄咄逼人。

5. 自律原则

自律就是自我约束，按照礼仪规范严格要求自己，知道自己该做什么，不该做什么。自律原则是礼仪的基础和出发点。学习和应用礼仪，最重要的就是要自我要求、自我约束、自我控制、自我对照、自我反省。

知识链接

《礼记》中说：入境而问禁，入国而问俗，入门而问讳。俗话说：十里不同风，八里不同俗；到什么山唱什么歌。这些都说明了尊重各地不同风俗与禁忌的重要性。

6. 遵守原则

遵守原则是指在人际交往应酬中，每一位参与者都必须自觉、自愿地遵守礼仪规范，注意自己在交往活动中的言行举止。否则交际就难以成功，甚至会受到公众的谴责。

7. 适度原则

适度原则是指在运用礼仪时要注意把握分寸，在感情、谈吐和举止等方面都要适度。

8. 从俗原则

虽然国情、民族、文化背景不同，但礼仪交往始终要求人们必须尊重对方、入乡随俗，切勿妄自尊大、自以为是，要与绝大多数人的习惯和做法保持一致。

三、护理礼仪的特点和作用

护理礼仪属于职业礼仪的范畴，是一种专业文化模式，是研究护理工作中交往艺术规范的学问，是护理工作者在开展护理工作和健康服务的过程中形成的、被大家公认应自觉遵守的行为规范和准则。护理礼仪既是护理人员修养的外在表现，也是护理人员职业道德的具体体现。护理礼仪具有传统性、综合性、规范性、适应性、强制性和可行性等特点，在护理工作中起着非常重要的作用。

（一）护理礼仪的特点

1. 传统性

护理礼仪具有传统性。任何国家、地区的礼仪都是在当地古代礼仪的基础上传承、发展起来的。我国的护理礼仪继承了中华民族优良的传统文化，并汲取了西方礼仪的精华，形成了具有时代特色的学科体系。

2. 综合性

护理礼仪作为一种专业文化，体现了护理服务科学性与艺术性的统一，是护理工作者综合素质的具体表现。南丁格尔指出：人是各种各样的，由于社会、职业、地位、民族、信仰、生活习惯、文化程度不同，所患疾病也不同，要使千差万别的人都达到治疗和康复所需要的状态，这本身就是一项最精细的艺术。护理礼仪正是这门艺术的具体表现。因此，护理人员不仅要具有良好的礼仪规范，还必须具有科学的态度、良好的人文素养和丰富的文化底蕴，才能更好地为服务对象实施身体、心理、社会全方位的整体护理。

3. 规范性

护理礼仪是护理人员必须遵守的行为规范。护理礼仪指导护理人员应该做什么，不应该做什么，在语言沟通交流、待人接物、仪表和行为举止等方面提供具体的标准和模式。

4. 适应性

护理礼仪的适应性是指对于不同服务对象或不同的文化礼仪具有相应的适应能力。例如，针对不同护理对象信仰、文化、风俗习惯各不相同的情况，护理人员在开展护理工作时要充分尊重其信仰、文化和风俗习惯，建立良好的护患关系，从而提高护理质量。

5. 强制性

护理礼仪的行为规范是在法律、规章、制度和守则等的基础上制定和形成的，对护理工作者具有强制性约束力，护理人员在护理活动中必须遵守并认真执行。

6. 可行性

在护理活动中，应该注重礼仪的有效性和可行性，要得到护理对象的认可和接受。护理礼仪如果能恰到好处地应用到护理工作中，必将有利于护理工作者建立良好的医护、护患关系，提高工作效率和护理质量。

（二）护理礼仪在护理工作中的作用

1. 护理礼仪是满足患者心理需求的有效行为方式

在护理工作中，礼仪是一种无声的语言。患者入院时，护理人员应态度和蔼地作自我介绍和环境介绍，以消除患者因陌生而产生的不安情绪；应及时地询问病情、耐心地解答问题、细致地讲解注意事项，帮助患者尽早完成角色转换；护士优美的仪表、端正的态度、优雅的举止等，可以创造一个友善、亲切、健康向上的人文环境，能使患者在心理上得到平衡和稳定，让患者将想法表达出来，以便于护理人员发现患者现存的和潜在的心理问题，有效地协助患者缓解紧张、焦虑的情绪，使其能为了早日康复而积极地配合治疗与护理工作，以获得良好的治疗与护理效果。

2. 护理礼仪对协调医护、护患关系起着良好的作用

礼仪是社会活动中的润滑剂，对营造一个平等、团结、友爱、互助的新型人际关系起着不可忽视的作用。长期以来，护患之间缺乏应有的沟通和交流，护理工作一直停留在单纯地打针和发药、机械地执行医嘱、完成一些技术操作和简单的生活护理上。在人们对健康的需求不断提高的今天，护患关系不仅影响护患双方的心理需求和行为，而且直接影响着患者疾病的治疗效果和康复状况。良好的护理礼仪所诠释的是尊重，无论是对患者、家属，还是对医生，仪表大方、仪容整洁、举止优雅、态度和蔼，都能使人产生亲切感、温暖感、信任感。

3. 护理礼仪是强化护理行为效果的重要手段

制度规范行为，礼仪通过行为体现。护理质量的好坏是由护理技术水平直接决定的，但如何使护理技术在应用中达到最佳效果，还取决于护理人员的职业礼仪。因此，护理礼仪是强化护理行为效果、促进护理质量提高的重要条件。在护理工作中，护理

礼仪贯穿于护理操作的每个环节，如入院接诊、晨晚间护理、三查七对、查房问候、交接班等。良好的护理礼仪能使护理人员在护理实践中充分体现其自尊心、自信心、责任心，并在独立工作时能够用“慎独”精神来约束自己，从而减少差错事故的发生，提高护理工作的质量。

4. 护理礼仪有利于提高医院的整体形象

随着医学模式的转变，人们对健康的需求及对医疗质量的要求不断提高，礼仪已成为代表医院文化、医院整体形象，促进医院文化建设的重要组成部分。在人际交往中，存在“首因效应”，即指在人际交往的最初接触中，留给交往对方的第一印象，尤其是在表情、姿态、身材、仪表、服装等方面的印象，在人的认知中发挥着重要作用。当前医疗服务市场的竞争日趋激烈，医院要想在竞争中立于不败之地，就必须重视医院的整体形象，医疗机构的护理服务作为一个对外的重要窗口，就必须注重护理人员的形象。护理人员良好的仪表仪态、行为举止等护理礼仪可以营造出一种和谐融洽的气氛，让患者倍感温暖，从而对医院产生良好的印象。

四、学习护理礼仪的意义和方法

（一）学习护理礼仪的意义

1. 学习护理礼仪是全面提高护生综合素质的需要

礼仪修养不是先天具备的，而是后天形成的。首先，护理人员要通过自己的努力学习来加强道德修养，树立正确的世界观、人生观、价值观，努力培养爱心、耐心、细心和责任心，不断汲取现代科学文化知识，要具备心理学、伦理学、社会学、人际沟通学等人文学科知识；其次，要努力塑造良好的护士职业形象，而护理礼仪是护理人员职业形象的重要组成部分，也是护理人员素质、修养、行为和气质的综合反映。热忱的态度、优质的护理、饱满的精神面貌直接反映医院的管理水平。因此，应着力培养护生的形象意识，使其在护理实践过程中时刻保持良好的精神状态，从而全面提高护士综合素质。

2. 学习护理礼仪是提高护生职业道德素质的需要

道德修养是礼仪修养的基础，有德才有礼，道德修养对一个人的行为有着十分重要的影响。一个知书不达礼、知识水准和道德水准严重不协调的学生，不可能成为优秀的护理人员。对护理专业的学生进行系统的礼仪教育，使其掌握基本的行为准则，不仅可以丰富礼仪知识，掌握符合社会主义道德要求的礼仪规范，懂得在实际生活中按照礼仪规范来约束自己的行为，而且可以做到将内在的道德品质和外在的礼仪形式有机地统一起来，从而更好地为护理对象实施身心整体护理。

3. 学习护理礼仪是建立良好人际关系的需要

能否与他人建立良好的人际关系，对护生的成长和学习有着十分重要的影响。研究结果显示，那些懂得以适当的方式解决身边问题和处理生活烦恼的人，其身心更加健康，而且更会关心他人，更富有同情心。因此，通过人际交往活动，在交往中获得友谊，是护生适应新的生活环境的迫切需要，也是建立良好的人际关系、成功地走向社会的迫切需要。护生如果能掌握护理礼仪的基本知识和交往技巧，遵循相互尊重、诚信真挚、言行适度、平等友爱等原则，就能很快与护理对象建立起和谐、良好的护患关系，从而提高护理质量。

4. 学习护理礼仪是护生塑造良好自我形象的需要

通过护理礼仪的学习和训练，可以培养护生具有端庄的仪表、优雅的举止、礼貌的语言、整洁大方的服饰、微笑的面容、敏捷而轻巧的操作技术，塑造良好的护士形象。在护患沟通中护士良好的专业形象和饱满的精神风貌可唤起患者对美好生活的向往，增强患者战胜疾病的信心与决心，同时也有利于护理工作的顺利开展。护理人员要想取得患者的信任，就必须保持良好的自我形象。

（二）学习护理礼仪的方法

良好的气质和礼仪，绝不是先天就具备的，而是通过后天不断地学习和训练才逐渐形成的。要学好护理礼仪，必须充分发挥个人的主观能动性，注重理论联系实际，采取多种途径对礼仪规范进行学习。

1. 注重礼仪基础知识和相关知识的学习

礼仪从表面上看仅仅只是一个人的言谈举止，实际上其中蕴藏着深厚的文化底蕴。因此，要注重礼仪基本知识和相关人文知识的学习，将所学到的古今中外的礼仪相关文化知识内化为文明素质和修养，将日常的语言美、举止美、仪态美转化为内在美、气质美、风度美，领悟出言谈举止中的文化意义，进而更加自觉地提高自己的文化素质，提升自身的文化底蕴，使护士美好形象的塑造得到升华。

2. 循序渐进地开展护理礼仪的行为规范训练

学习护理礼仪是一个渐进的过程，不可急于求成，应该从基本的行为规范开始。例如，护士的站立、行走、端盘、端坐、蹲下、持病历夹、推治疗车和敬礼等姿态的训练(图1-1～图 1-8)，需要循序渐进地反复进行才能达到良好的效果。在养成优雅端庄的行为举止、具备良好的语言沟通技巧之后，才能将其应用于护理实践中。

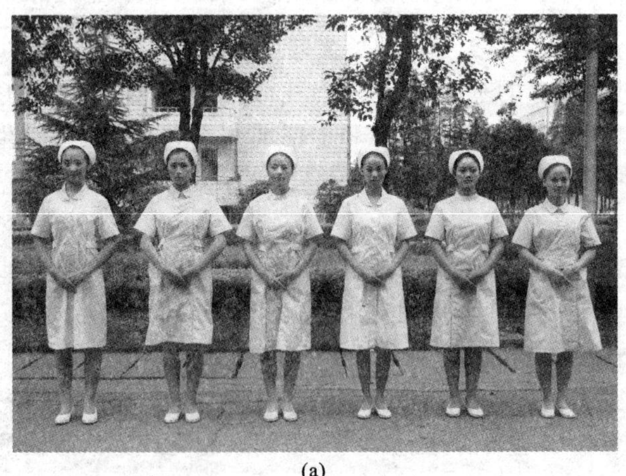

(a)

图 1-1　站立姿态训练

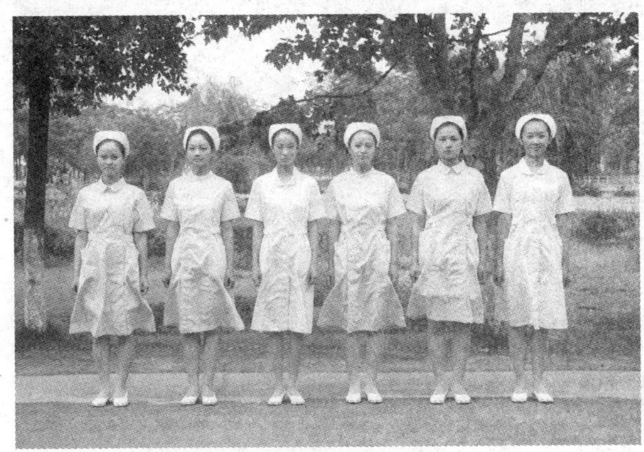

(b)

续图 1-1

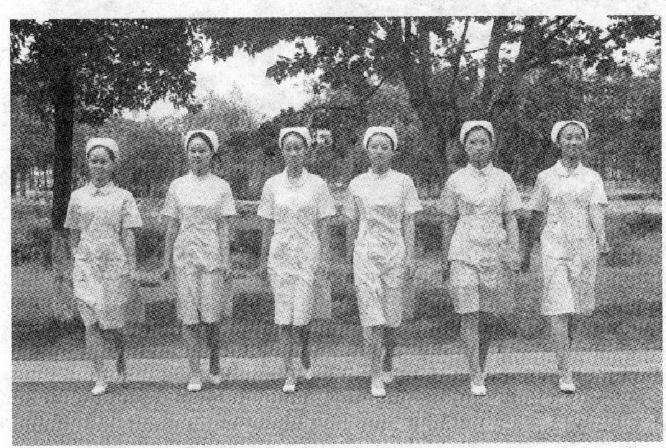

图 1-2 行走姿态训练

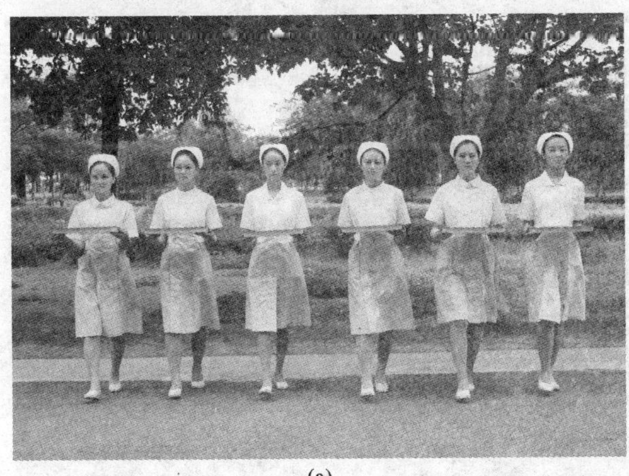

(a)

图 1-3 端盘姿态训练

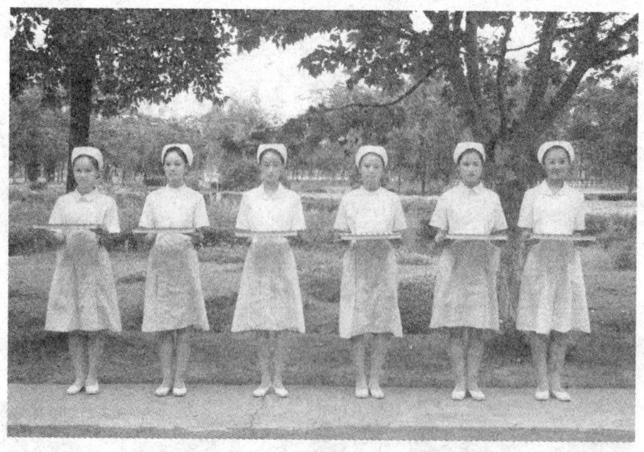

(b)

续图 1-3

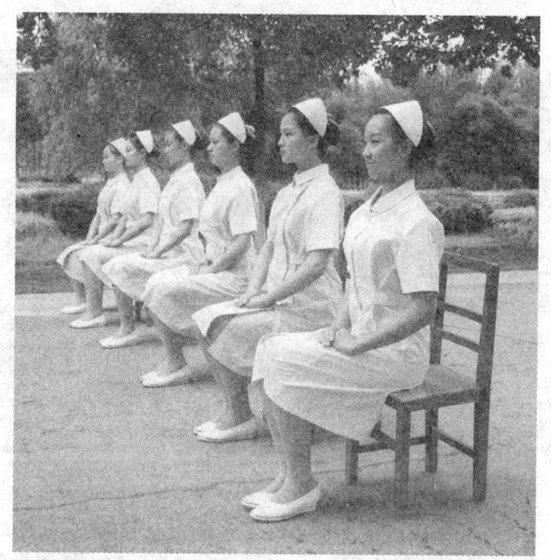

(a)

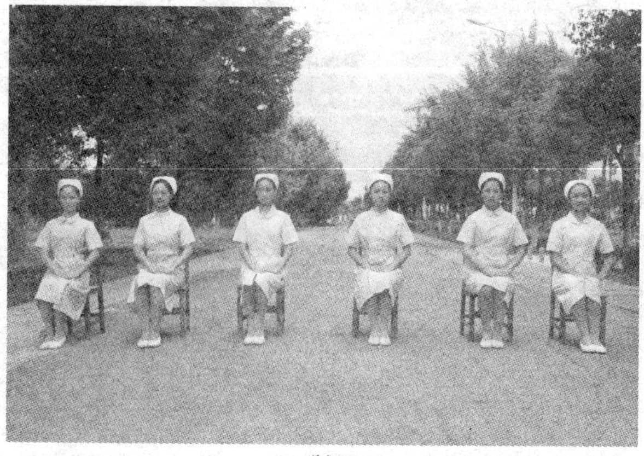

(b)

图 1-4　端坐姿态训练

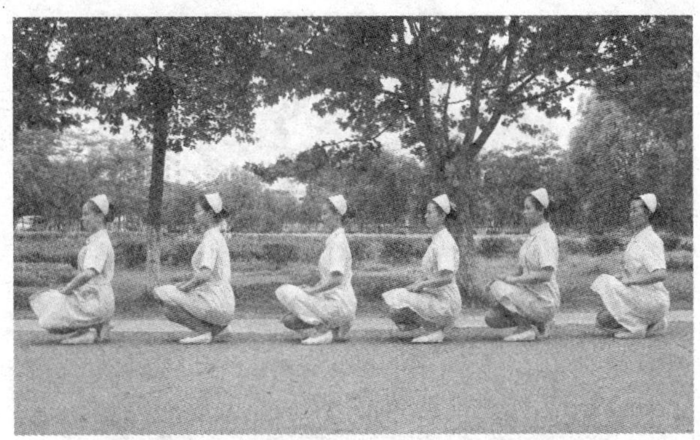

图 1-5　基本蹲姿训练

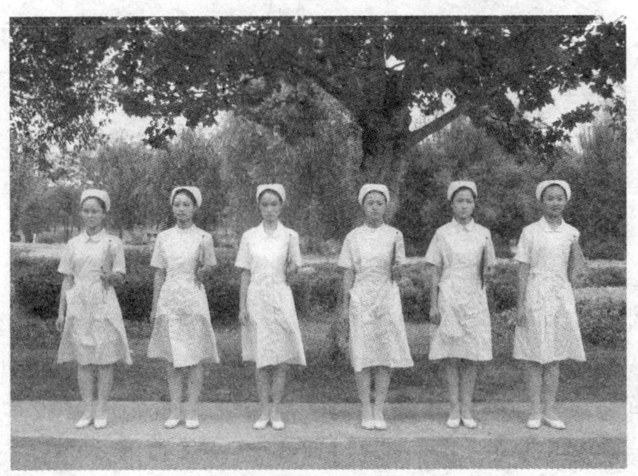

图 1-6　持病历夹姿态训练

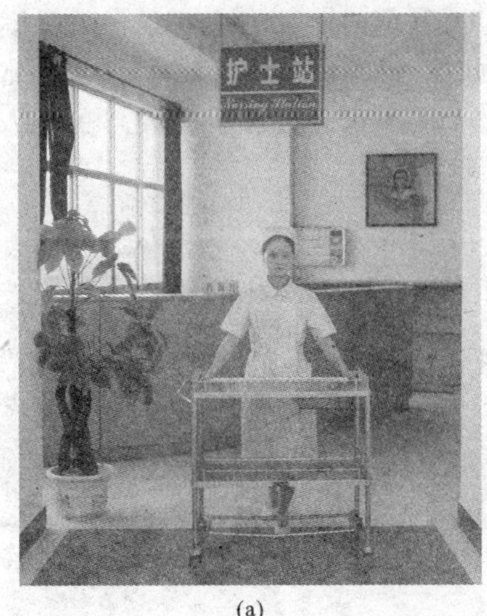

(a)

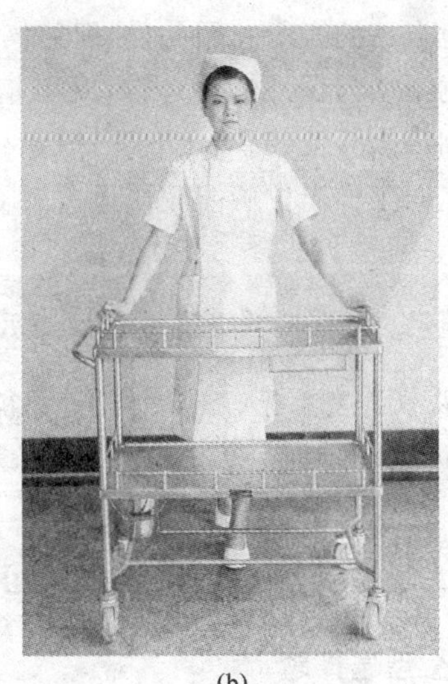

(b)

图 1-7　推治疗车姿态训练

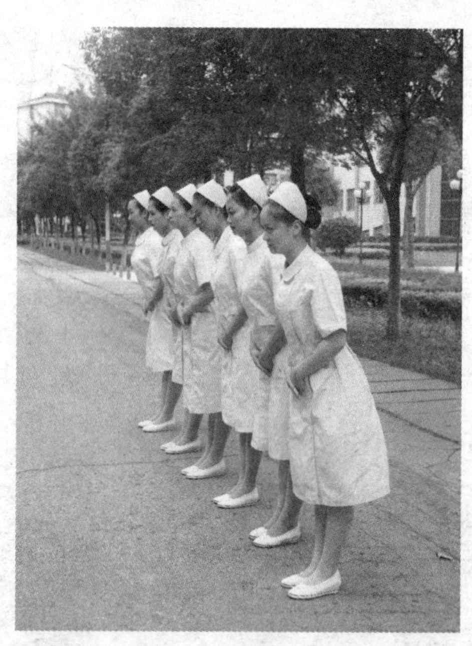

图 1-8　敬礼姿态训练

3. 将护理礼仪应用于其他护理课程的学习中

除应在护理礼仪实训课程中加强对护理礼仪行为规范的训练外，还应将护理礼仪应用于其他护理课程的学习中，尤其是"护理学基础"课程的学习，要主动将护理礼仪修养和沟通技巧渗透到各项护理操作中去。例如，静脉输液的操作练习，要求将护理礼仪、沟通交流等知识和技巧融入其中，进行场景模拟练习，强化将理论与实践相结合的能力。

4. 结合临床实例进行模拟训练

模拟临床护理操作前、操作中、操作后护患对话沟通情景，结合护理美学、护理礼仪来规范自己的言行。因此，护理礼仪知识和技能的学习，不仅可以在课堂上完成，还应从课内活动向课外活动延伸，既可培训技能、检验课堂学习效果，又可丰富学习内容。在临床实际情景中对学过的护理礼仪知识进行巩固、强化，并提高临场应变能力，使学生走向工作岗位后能较快地适应临床环境。

重点提示

1. 礼仪具有平等、敬人、真诚、宽容、自律、遵守、适度和从俗等原则。
2. 护理礼仪具有传统性、综合性、规范性、适应性、强制性和可行性等特点。

能力检测

一、A_1 型选择题

1. 礼仪的原则不包括(　　)。

A. 平等原则　B. 真诚原则　C. 宽容原则　D. 自律原则　E. 保密原则

2. 护理礼仪的特点不包括（　　）。

A. 强制性　　B. 综合性　　C. 服从性　　D. 规范性　　E. 适应性

二、A_2型选择题

3. 患者，女，60 岁，宫颈癌末期，怨恨家属对其照顾不周，经常无故发怒，护士应遵循的护理礼仪原则是（　　）。

A. 从俗原则　B. 真诚原则　C. 宽容原则　D. 自律原则　E. 遵守原则

4. 某恶性肿瘤晚期患者，处于临终状态，感到恐惧和绝望。当其发怒时，护士应（　　）。

A. 热情鼓励，帮助其恢复信心　B. 指导用药，减轻患者痛苦

C. 说服患者理智面对病情　D. 宽容、理解、陪伴、保护患者

E. 同情照顾，满足患者的要求

三、A_3型选择题

患者，男，69 岁，农民，胃癌术后。护士在探视时间与其进行交谈，谈话过程中，护士手机来电，护士立即接听电话，患者感到伤口阵阵疼痛，并很烦躁，治疗效果差，情绪不稳定，经常生气、抱怨，与家属争吵。（5～6 共用题干）

5. 导致患者上述心理反应的主要原因是（　　）。

A. 患者脾气不好　B. 护士语言交流不当

C. 伤口疼痛　D. 护士不尊重患者，未关手机且接听电话

E. 患者文化水平低

6. 护士违反了下列哪项护理礼仪原则？（　　）

A. 适度原则　B. 从俗原则　C. 平等原则　D. 敬人原则　E. 真诚原则

（熊　蕊　胡瑞萍　王秀琴）

项目二　护士仪容礼仪

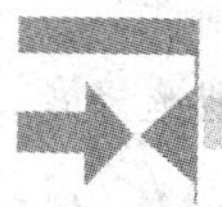

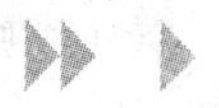

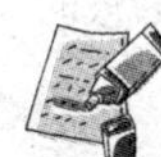

学习目标

1. 掌握护士的仪容礼仪中头发、面容修饰的基本要求。
2. 掌握护士的表情礼仪中恰当运用眼神及微笑时的礼仪规范。
3. 熟悉仪容礼仪中仪容修饰的基本要求。
4. 了解面容修饰礼仪的内涵。

项目描述

本项目简单介绍了仪容的含义、仪容礼仪的基本原则，详细阐述了日常生活和护理工作中仪容修饰的礼仪规范。在学习仪容礼仪的基础上，增加了如何恰当运用表情（尤其是眼神和微笑）的礼仪知识。本项目的学习，是学生对礼仪基本理论知识学习之后，迈入礼仪“实践之门”、“塑造完美职业形象征途”的第一步。

案例引导

护士小李，周末去美发店把头发染成了深栗色。星期一早上早早起来，化了漂亮的淡妆，穿上连衣裙，出门前喷了香水，精神焕发地去上班。早上交班时，有的同事笑着对她说：“小李，今天可真是又漂亮又香气袭人啊！”有的同事则是微微地皱了一下眉头，还有一位同事开始不停地打喷嚏。

问题：

1. 作为一名护士，小李的仪容修饰方面是否恰当？
2. 如果你是小李，可以从其他同事的表情中获得什么信息？
3. 如果你是小李，会依照怎样的仪容礼仪规范进行适当地调整？

一、仪容礼仪

（一）仪容的含义

1. 仪容

仪容通常是指人的容貌，既是一个人的“门面”，又是一个人内在修养的外在体现。

在人际交往中，每个人的仪容都会引起交往对象的特别关注，并影响到对方对自己乃至自己所在集体的评价。患者在接受医疗服务的过程中，除了接受医生定期的检查和诊治外，与护理人员的接触也十分频繁。护士良好的仪容，能够给患者带来精神上的愉悦和满足，促进其早日康复，也有利于提升医院在社会公众中的总体形象、增强医院的综合实力和竞争力。

2. 仪容美

个人仪容礼仪的首要要求是仪容美，它包括三个层次的含义。

一是要求仪容自然美，即指好的仪容相貌。

二是要求仪容修饰美，即指依照某种规范，结合个人条件，对仪容进行必要的修饰，扬长避短，设计、塑造出美好的个人形象。

三是要求仪容内在美，即指通过不断学习和努力，提高个人的内在修养，从而培养出高雅的气质与美好的心灵，达到秀外慧中、表里如一。

（二）仪容礼仪的基本原则

真正意义上的仪容美，应该是自然美、修饰美和内在美的高度统一。自然美受制于个人的先天条件，较难改变。内在美是仪容美的最高境界，需要不断地努力学习、不断地获得提升。而仪容的修饰美则是礼仪学习过程中关注的重点。要做到修饰美，自然要注意仪容修饰，仪容修饰的基本原则是卫生、整洁、美观、得体。

（三）仪容修饰

个人仪容修饰，主要包括头发、面容、四肢、化妆几个方面。

1. 头发

关注一个人，往往是从头开始，所以在修饰仪容的时候，亦应“从头开始”。头发的修饰应注意以下四个方面。

(1) 勤梳洗：一般以 2～3 d 洗发一次为宜，头皮屑较多时，应适当的增加洗发的次数，进行必要的护理或治疗。通常男士理发约间隔一个月，女士可依据具体情况而定，通常一个月左右修剪头发一次。要保证洗净、理好、梳齐头发。

(2) 长短适中：头发的长短一般取决于性别、身高、年龄、职业等因素。

男士不宜留长发，女士极少理光头；对于大多数女士而言，长发是女人味的一种体现，但是并非人人都适合，如果个头较矮、身材较胖，不建议留长发；而头发的长短也有“长幼之分”，年纪稍长的女性通常会将长发盘成发髻而非披肩。

(3) 发型得体：必须根据个人条件（如发质、脸型、身高、胖瘦、年龄、着装、佩饰等）和所处的场合（如身份、工作环境、职业等）选择合适的发型。

(4) 美化自然：美发有四种常见的形式，即烫发、染发、做发和佩戴假发。在美化头发时，力求美观大方、自然。

基于护士的职业特点，普通病房、门诊部的护士，工作时均应佩戴燕尾帽。恰当、雅致的发型和简洁的发饰能够突出白衣天使的圣洁和优雅。工作期间，对头发的长度要求如下：在前面不超过眉毛；在侧面不超过耳；在后面不超过衣领，以齐耳垂下为佳。男性护士，不应留长发，一般情况下，不应剃光头。女性护士，如果是长发，应盘起或戴网罩；如果是短发，也不应超过耳下 3 cm；否则，也应盘起或使用网罩（图 2-1）。护士的发式整体要求为干净整洁，长短适中，发型得体自然。

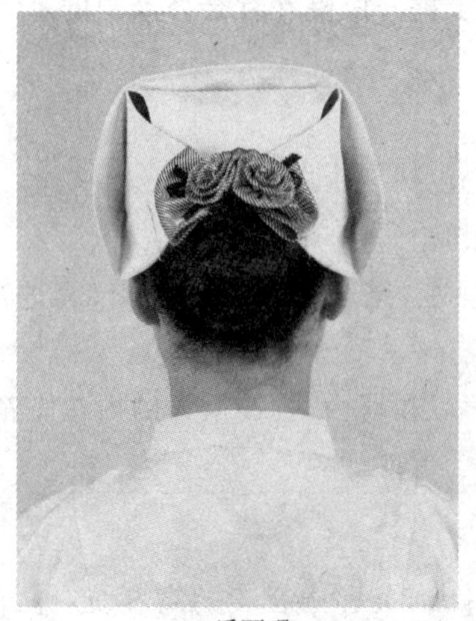
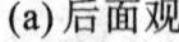
(a) 后面观

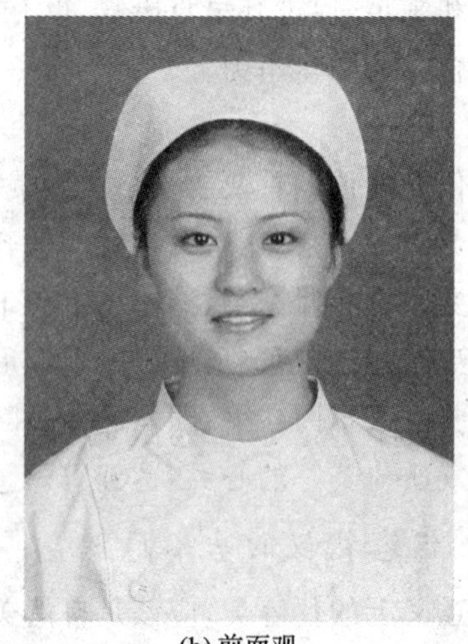
(b) 前面观

图 2-1　护士发式示意图

在美化头发时，如果颜色不理想可用染发剂，以接近本色为宜。烫发、做发时切忌过于夸张。如佩戴假发，则力求使用后效果逼真。

护士在工作中可以佩戴简单的发卡、头花、网套等发饰，起到有效固定头发的作用。选择发饰时，注意应以素雅、大方为主色调，应与头发同色系，避免鲜艳、夸张的发饰给患者带来不良的心理刺激。

知识链接

教你如何轻松盘出美丽发髻

简单盘发方法一

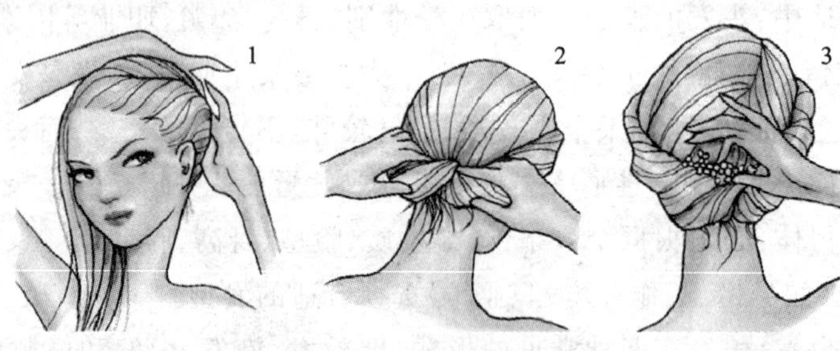

步骤 1：将头发斜分，抓住一半，朝向里侧扭转固定。

步骤 2：将另一半头发用同样的方法扭转，与步骤 1 的发尾互相交叠并压住固定。

步骤 3：固定好后，加上发饰即可。

简单盘发方法二

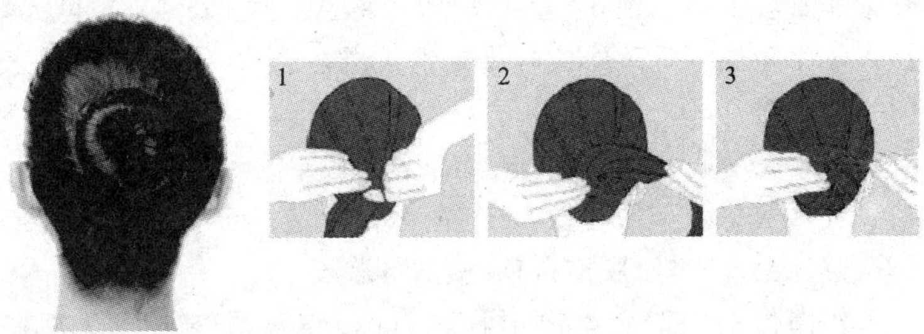

步骤 1:将头发收拢,用发绳绑成马尾。

步骤 2:将发束向一个方向扭转盘成发髻,调整发髻的位置。

步骤 3:用发夹将发髻固定,注意发夹要横向插入。

2. 面容

面容的修饰,首先要清洁,确保干净、清爽(图 2-2)。部位不同,礼仪上需注意的事项亦不相同。

(1) 眼睛:在与他人交往的过程中,眼睛是被注意最多的地方。对于护理人员而言,工作中有较多的时间需要佩戴口罩,眼部就成为整个面部唯一被突显出来的部位(图 2-3),也就成为面容修饰时要特别注意的地方。

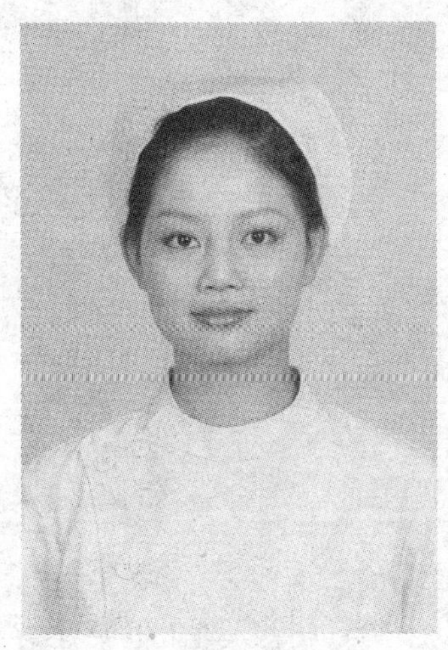

图 2-2 护士的面容

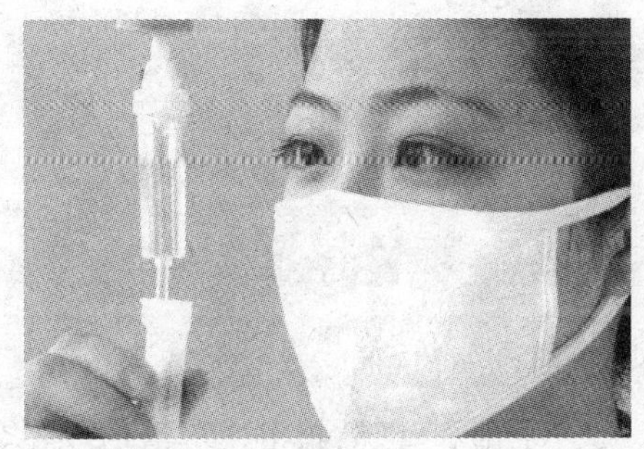

图 2-3 工作中护士的的眼睛

眼部的修饰重点在于清洁,眼角的分泌物要及时清理。如果眼睛患有传染病,要及时治疗,避免传染给患者。如果视力不好,在工作时应戴眼镜,以确保各项操作能够顺利进行。眼镜要注意随时擦洗,上面不要留下污渍。

(2) 鼻:注意鼻子内、外的清洁。不应当众用手去擤鼻涕、挖鼻孔,乱弹或乱抹鼻垢,更不要用力往回吸,要及时用手帕或纸巾擦净鼻涕。用完的纸巾应自觉地放入垃圾箱内。鼻毛较长者要注意及时修剪。

(3) 耳朵:护士除眼睛需要特别注意外,还要注意长于面部两侧的双耳。由于位置的关系,耳朵非常容易被忽视,很多人正面对人的时候,面容清秀可人,一旦侧身以耳相对,则让人颇为哑然。耳朵的仪容修饰也是重在清洁,在洗脸、洗头、洗澡时,不要忘记清洗耳朵(尤其是耳郭内及耳后),并注意时常清理耳内分泌物。

(4) 口唇:每次餐后刷牙,以确保口腔清洁、无异味。工作日切忌吸烟,饮酒,吃葱、蒜、韭菜、腐乳等气味刺鼻的食物,以免在工作时造成患者或其他同事的不适。唇部要注意保养,避免出现干燥、脱皮、口红残缺等状况。

此外,在工作岗位上应避免发出不雅之声(如咳嗽、打哈欠、打喷嚏、吸鼻、呃逆等)。与人谈话时应注意保持一定距离,声音不要太大,避免口沫四溅。

(5) 脖颈:作为面容的延续部分,在日常清洁、护理、化妆时均不应忽略,防止出现与面容反差过大的情况。

知识链接

你的刷牙方法正确吗?

(1) 刷牙水温:30～36 ℃。

(2) 刷牙时间:每天至少刷牙 2 次,每次 2～3 min。

(3) 牙刷更换:最好每 3 个月更换一次。

正确刷牙步骤如下。

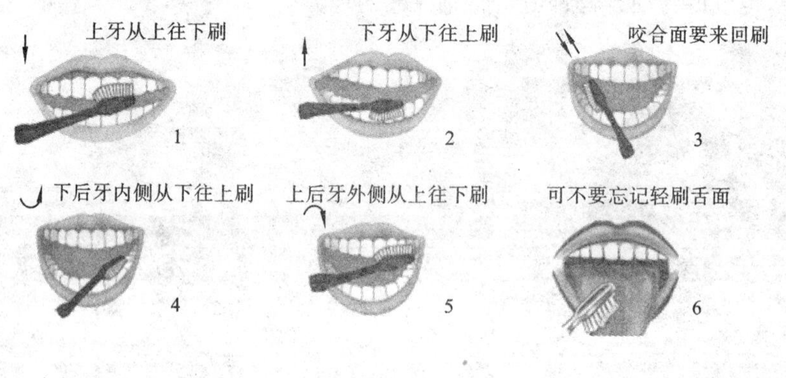

3. 四肢

(1) 手部和臂部:指甲内应清洁无垢、指甲长度以不超过指尖为宜,但要注意不可在公共场合或患者面前修剪指甲。护士的手在工作中使用得最多,要注意保养及防护,洗手后涂护肤剂;工作中不得涂指甲油,避免手部和臂部的皮肤损伤(图 2-4)。

(2) 腿部和足部:脚趾甲长度不应超过趾尖,注意腿部和足部的清洁、舒适、美观。护士上班期间均需穿规定的工作装,下身可穿长筒袜或白裤。通常穿裙式工作服时要配上颜色单一的肉色或浅色丝袜,脚趾上不得涂指甲油;袜子应每天更换,不得穿残破、有异味的袜子;包中应常备一双新袜,在出现破损时可及时更换;此外,不得在他人面前脱鞋,更不能脱下袜子挖脚。

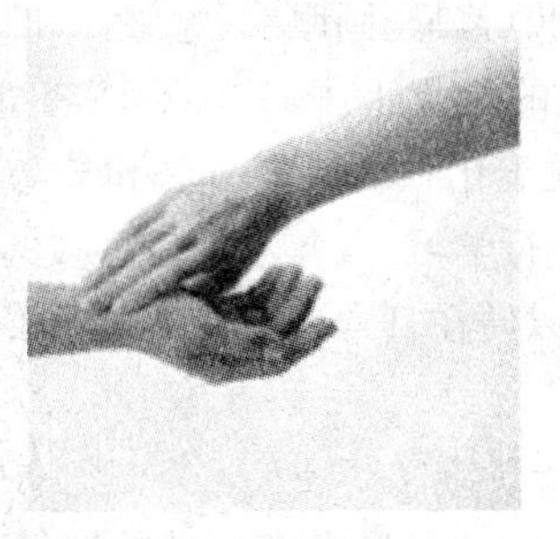
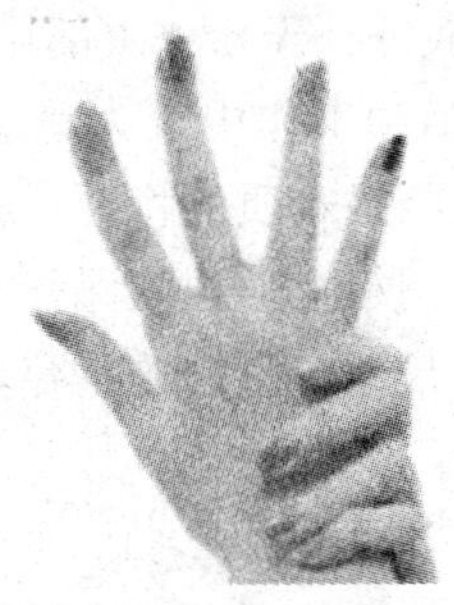

图 2-4 护士手部和臂部的礼仪规范

4. 化妆

化妆是采用化妆品，按照一定的方法和技巧对自己或他人进行修饰，使容颜更加靓丽的方法。化妆既要达到改善面色、美化容颜的效果，也要与整体的环境相协调，体现出对他人的尊重。

(1) 化妆的类型：化妆根据所展示的空间不同，分为生活化妆和艺术化妆两大类。生活化妆主要是为了弥补不足、美化容颜、展现个性风采而进行的装扮，包括淡妆和浓妆。艺术化妆主要以表演和展示为目的，包括影视化妆、舞台化妆、摄影化妆、梦幻化妆等。有关化妆的类型，具体见表 2-1。

表 2-1 化妆的类型

化妆的主要类型	生活化妆	淡　　妆	工作妆
			主妇妆
			旅游妆
		浓　　妆	晚宴妆
			舞会妆
			新潮妆
	艺术化妆	影视化妆	历史剧影视化妆
			现代剧影视化妆
		舞台化妆	舞台戏剧化妆
			舞台戏曲化妆
			舞台综艺化妆
		摄影化妆	黑白摄影化妆
			彩色摄影化妆
		梦幻化妆	—

(2) 化妆的原则及礼仪规范：化妆应遵循美化、自然、得法、协调的原则。还应遵循以下的礼仪规范：避免当众或在异性面前化妆；避免妨碍他人；避免妆面出现残缺；避免借用他人化妆品；不对他人的妆容随意评价。

(3) 护士工作妆的简易流程：护士在工作期间应保持面部仪容自然、清新、高雅、和谐。在保持面部清洁的基础上，可以化淡妆。简单而快速的工作淡妆流程为：清洁面部

→涂润肤霜→抹粉底→扑干粉→眼部化妆(修眉、画眼线、涂眼影和睫毛膏)→涂唇膏。

淡妆是日常生活和工作中较为普遍的化妆手法,其仅对面容进行轻微地修饰和润色。清淡、自然是淡妆最本质的特征。关于化妆的具体方法和技巧,在网络高速发展的现代社会,可以通过网络上的视频课程进行学习,在此不进行过多的讲述,化妆需要不断地学习和尝试,找出最适合自己的妆容,以便在日常生活和工作中展示出最美的自己。

二、表情礼仪

无论多么漂亮的五官、多么精致的妆容,如果没有生动的表情,也会让人觉得索然无味。学会在日常生活与工作当中,恰当、得体、适当地运用表情,将会给他人留下良好的印象,也会促使生活和工作中各项事情能够顺利进行,给自己带来更多的收获。

(一)表情的分类

人的表情主要有三种方式,即面部表情、语言声调表情和身体姿态表情。一般情况下,表情指的就是面部表情。人类复杂的表情变化都是通过头面部的眉、眼、嘴、鼻的动作变换体现出来的,头面部各个器官是一个有机整体,协调一致地表达出同一种情感。不同种族、不同国籍的人,有一点是共同的,那就是快乐、悲哀、静穆和狂怒等复杂、丰富的面部表情。因此,面部表情通常被看做是灵魂的一面镜子。

(二)表情的意义

人际交往中,表情传达的感情信息要比语言传达的巧妙得多,表情能够真实可信地反映人们的思想、情感及其心理活动变化。

(三)表情礼仪

表情礼仪主要包括眼神、笑容、面容三个方面的礼仪。要学会理解他人的表情,把握自己的表情,能够真诚、友善、轻松、自然的运用表情。

1. 眼神

眼神是富有表现力的一种"体态语言"(图 2-5),能够最明显、最自然、最准确地显示一个人的心理活动。人们借助眼神传递出的信息,称为眼语。

眼语的构成包括注视时间、部位、角度、方式和变化情况。以下对眼语五个方面的礼仪要点进行陈述。

(1) 把握好注视的时间:在人际交往过程中,倾听者应适当地注视发言者。注视对方时间的长短,能够间接体现出对对方话题感兴趣的程度和内心隐含的情感,如表 2-2 所示。

表 2-2　注视时间及含义

注视时间占全部时间的比例	代表的含义
<1/3 相处时间	表示轻视或对谈论话题无兴趣
相处时间的 1/3 左右	向对方表示友好
相处时间的 2/3 左右	表示对对方的关注和重视
>2/3 相处时间	表示可能对对方抱有敌意或者有意寻衅滋事,也可能意味着对对方产生了浓厚的兴趣

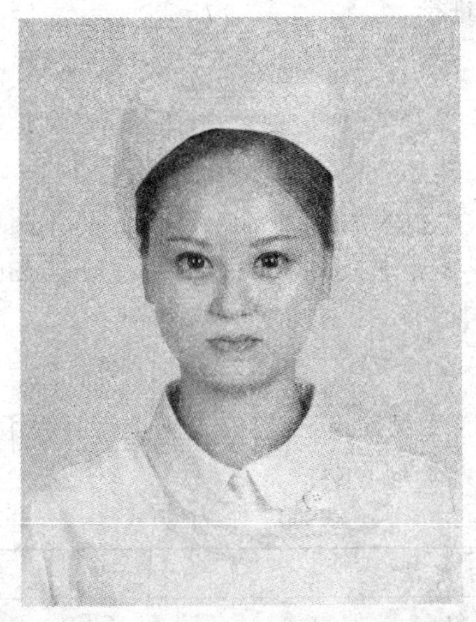

图 2-5 眼神

(2) 注意注视的部位：注视他人的部位，不仅能够表明态度，也能反映交往双方的关系。一般与人交谈时，不应注视对方的头顶、大腿与手部或视若无物。对异性通常不应注视肩部以下，尤其是不能注视其胸部、裆部和腿部。根据注视部位的不同，将注视分为以下几种类型。

① 关注型注视：注视对方双眼，表示自己重视对方，但时间不要太久。

② 公务型注视：注视对方额头，表示严肃、认真、公事公办。

③ 社交型注视：注视对方眼部至唇部，表示礼貌、尊重对方，是社交场合常用的注视方法。

④ 近亲密型注视：注视对方眼部至胸部，表示亲近、友善，多用于关系密切的男女之间。

⑤ 远亲密型注视：注视对方眼部至裆部，适用于注视相距较远的熟人，也表示亲近、友善，但不适用于关系一般的异性。

⑥ 随意型注视：注视对方任意部位，既可表示注视，也可表示敌意。对他人身上的某一部位随意一瞥，多用于在公共场合注视陌生人，最好慎用。

(3) 选择合适的角度：注视别人时，目光的角度，即目光从眼睛里发出的方向，表示与交往对象的亲疏远近。常见的角度有以下四种。

① 平视：也叫正视，即视线呈水平状态，与身份、地位平等的人进行交往时常用。

② 侧视：平视的一种特殊情况，即位于交往对象的一侧，面向并平视对方。若不面向对方，则是斜视，为失礼之举。

③ 仰视：抬眼向上注视他人，以表示尊重、敬畏对方。

④ 俯视：向下注视他人，可表示对晚辈宽容、怜爱，也可表示对他人的歧视。

护士在工作中，以上四种角度均会使用到，面对住院患者，运用俯视时应注意与其他身体语言同时使用，避免在患者心中形成被轻视的感觉，进而影响护患关系的良好发展和各项工作的顺利进行。

知识链接

良好交谈的技巧

良好交谈的 SOFTEN 技巧：smile，微笑；open posture，注意聆听的姿态；forward lean，身体前倾；tune，音调；eyes communication，目光交流；nod，点头。

(4) 恰当运用不同的注视方式：一般的人际交往过程中，注视他人有多种方式。较为常见的注视方式如表 2-3 所示。

表 2-3　注视的方式

方式	行为方法	含义
直视	直接注视交往对象	认真、尊重
凝视	全神贯注的注视，直视的特殊类型	专注、恭敬
盯视	长时间凝视某人的一个部位	出神或挑衅
虚视	目光不聚集于某处，眼神不集中	胆怯、疑虑、走神、疲乏或失意、无聊
扫视	视线移来移去，注视时反复打量	好奇、吃惊，对异性禁忌使用
睨视	斜着眼睛注视，也称鄙视	怀疑、轻视
眯视	眯着眼睛注视	惊奇、看不清楚
环视	有节奏的注视不同的人员或事物	认真、重视
他视	不注视交谈对象，望向别处	胆怯、害羞、心虚、反感、心不在焉
无视	闭上双眼不看对方	疲惫、反感、生气、无趣

护理工作中，在与患者、患者家属或其他医务人员交往时，禁忌使用睨视、眯视、他视、无视等方式，直视是较为常用的注视方式。当面对多人时，要注意将直视、凝视及环视结合使用，不要过于专注于某个人，以免给其他人造成不被尊重、被忽略的不良感受。

(5) 变化：在人际交往过程中，目光、视线、眼神都是时刻变化的，主要表现为眼皮的开合、瞳孔的变化、眼球的转动及视线的交流。

良好的交际目光应是坦然、亲切，并随着情景的变化不断发生变化的。如果对对方的讲话感兴趣，就要用柔和、友善的目光正视对方的眼睛；如果想要中断自己的谈话，可以有意识地将目光稍微转向他处。当对方说了幼稚或错误的话显得拘谨害羞时，不要马上转移自己的视线，相反，要继续用柔和、理解的目光注视对方，否则，会被别人误解为嘲笑他。当双方缄默不语时，不要再长时间看着对方，以免更加尴尬；谈得很投入时，不要东张西望，否则别人会认为你已听得厌烦。

2. 笑容

(1) 笑的含义：笑是眼、眉、嘴和颜面动作的集合，能够有效地表达人的内心感情。

笑容作为人际交往中的“润滑剂”，可以消除彼此间的陌生感、打破交际障碍，为沟通与交往创造有利的氛围；体现了对交流对象的真诚、友善；同时，面带微笑的工作也是自信、敬业的表现。

知识链接

自信的三个锦囊：

(1) 挺起胸膛；

(2) 抬起头，平视别人；

(3) 微笑。

(2) 笑的种类：

① 含笑：不出声，不露齿，只是面带笑意。表示接受对方，待人友善，其适用范围较广泛(图 2-6)。

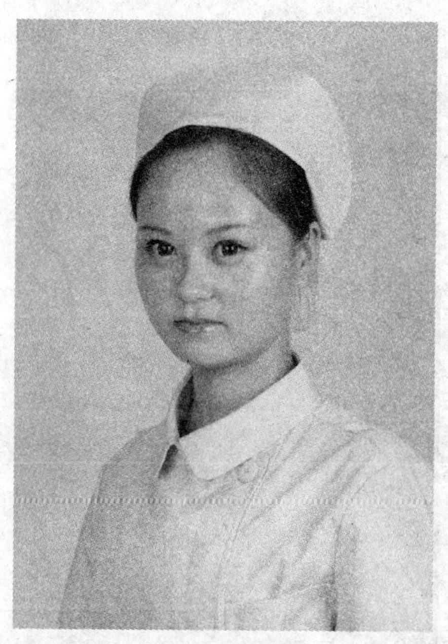

图 2-6　含笑

② 微笑：唇部向上移动，略呈弧形，但牙齿不外露，表示自乐、充实、会意、友好，其适用范围最广(图 2-7)。

③ 轻笑：嘴巴微微张开一些，上齿显露在外(通常 6～8 颗)，不发出声响，表示欣喜、愉快，多用于会见亲友、向熟人打招呼等情况(图 2-8)。

④ 浅笑：笑时抿嘴，下唇大多被含于牙齿之中，多见于年轻女性表示害羞之时。

⑤ 大笑：嘴巴大张，露出上下齿，口中发出“哈哈哈”的笑声，多表示高兴万分的情绪。

⑥ 狂笑：程度最高、最深的笑，手舞足蹈、前仰后合，一般不太多见。

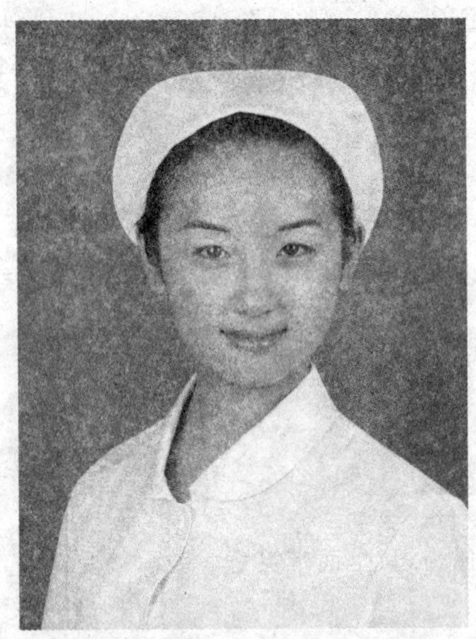

图 2-7　微笑

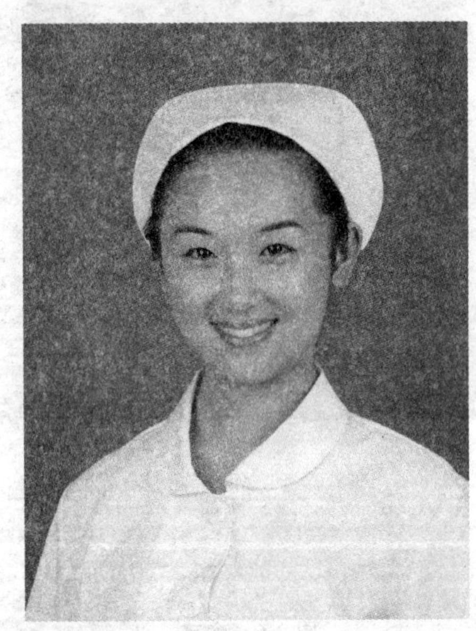

图 2-8　轻笑

人际交往中，应自信、热情、友好、得体地展露笑容。严禁出现下述几种笑容：a. 假笑，皮笑肉不笑；b. 冷笑，含有怒意、讽刺、不满、无可奈何、不屑一顾、不以为然等容易使人产生敌意的笑；c. 怪笑，笑得怪里怪气；d. 媚笑，有意讨好别人，具有一定的功利性目的的笑；e. 怯笑，不敢与他人交流视线，甚至会面红耳赤的笑；f. 窃笑，偷偷地、洋洋自得地或幸灾乐祸地笑；g. 狞笑，面容凶恶的笑。

(3) 微笑的运用：在人的各种笑容中，微笑最常见、用途最广。微笑是礼貌待人的基本要求。在工作岗位中，面对闷闷不乐的人，尤其是面对患者和家属时，护士的笑容就如同穿过云层的阳光，照亮他们的生活。

微笑时应注意：自然大方，发自内心；使笑容与自己的举止、谈吐有很好的呼应，表里如一；笑得得体，气质优雅；笑时确保眉、眼、鼻、口、齿、面部肌肉、声音表现协调，无任何做作之态。如果笑的方法不对，要么比哭还难看，要么看着很假，甚至显得很虚伪。所以，平时应多注意进行微笑的技术性训练。可使用如下方法。

① 阳光思维练习法：回忆美好的过去或展望美好的未来，使笑肌收缩，嘴巴两端做出微笑的口型。

② 字母“e”法：口中发英文字母“e”音。

③ 筷子练习法：训练时，用门牙轻轻地咬住木筷子，嘴角对准木筷子，两边都要翘起，并观察连接嘴唇两端的线是否与木筷子在同一水平线上（图 2-9）。保持这个状态 10 s，轻轻地拔出木筷子，维持这种状态。

训练时应面对镜子，除了要注意口形外，不要忘记眼睛的“笑容”训练。可以在笑得令自己最满意的时候，将眼睛以下部位遮挡，观察自己“双眼含笑”时的状态，并时常进行练习、强化。

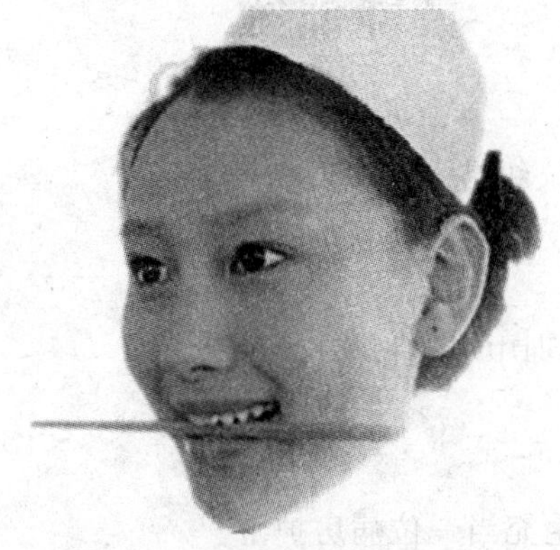

图 2-9　微笑训练：筷子练习法

3. 面容

眼神、笑容与眉毛、嘴巴、鼻子、耳朵、下巴一起，互相协调配合，显示出的面部综合表情即为面容。每个部分既可以独立地显示表情，又可以相互组合，表达特定的含义。

护理工作过程中，目光应当柔和，双眼略睁大，眉头自然舒展，面带笑容，一定要注意面部各部位的配合，使整个面容体现出内心深处的真诚、亲切、自然，令他人感到与你交往十分轻松愉快。

重点提示

1. 仪容是指人的容貌，既是一个人的“门面”，又是一个人内在修养的外在体现。仪容美，在于自然美、修饰美和内在美的高度统一。仪容的修饰美可以通过礼仪的学习获得。修饰仪容要本着卫生、整洁、美观、得体的原则，从头发、面容、四肢、化妆几个方面进行合乎礼仪规范的修饰。

2. 日常生活中的各项礼仪规范、护理工作岗位中的仪容礼仪规范。

3. 表情的分类、意义、表情礼仪规范及面部表情的运用。

能力检测

一、A_1型选择题

1. 下列关于护士工作中仪容礼仪不恰当的是(　　)。

A. 可以化淡妆　　B. 保持面部清洁

C. 可将头发染成金黄色　　D. 出现妆容残缺时,应该及时补妆

E. 口腔无异味

2. 有关护士工作期间的发式要求正确的是(　　)。

A. 长发可以扎成马尾辫　　B. 男护士夏天可以剃光头

C. 短发可超过耳下 3 cm　　D. 额前发际不可过眉

E. 侧面可以遮住耳朵

技能训练

情景训练(一)

[内容]　护士仪容礼仪纠错。

[目的要求]　巩固所学的仪容礼仪的基本要求。

[准备]

(1) 环境准备:护理实训中心模拟病房、护士站。

(2) 学生准备:

① 仪容准备。

② 角色分配:每位学生充当一位病房护士。

(3) 教师准备:病房护士长角色。

[模拟场景]

清晨 7:30,某病房,全体日班护士和夜班护士集中在护士站准备交班。交班之前,护士长要求护士 2 人一组,面对面,相互进行仪容情况检查。

[训练过程]

(1) 教师向学生讲解模拟场景,学生 2 人一组,分成若干组。

(2) 学生按照要求做模拟训练并进行记录。

(3) 指导教师对仪容礼仪的训练进行小结。

情景训练(二)

[内容]　表情礼仪的应用。

[目的要求]　巩固所学的表情礼仪的基本要求。

[准备]

(1) 环境准备:护理实训中心模拟病房、护士站。

(2) 学生准备:

① 仪容准备。

② 主要角色分配：护士小李、护士小张、患者家属一位。

[模拟场景]

上午 10:30，护士小李正背对楼梯、低头处理医生的医嘱，一位患者家属到护士站询问事情。

患者家属："护士，请问××床的患者现在病情怎么样？还要住多久才能出院？"护士小李（既没转身，也没抬头）回答道："这个，你去问你的主管医生。"

患者家属大怒，喊道："你这是什么态度！我要去投诉你。"

护士小李听了也十分生气，扭头刚要反驳时，护士小张走过来，轻轻拍了一下小李的肩膀说："你继续处理医嘱吧，我来和他说一下。"

……（学生可自主发挥，要求运用表情礼仪）

最后，通过与护士小张的交流，患者家属对小李的行为表示理解，并得到了自己想知道的信息，满意地离开。

[训练过程]

(1) 教师向学生讲解模拟场景，学生 4～6 人一组，分成若干组，进行准备。

(2) 根据课堂时间情况，可以抽取 3～4 组同学进行场景模拟表演。

(3) 指导教师对表情礼仪运用的训练进行小结。

（王　蕾）

项目三　护士服饰礼仪

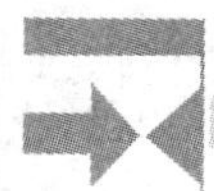

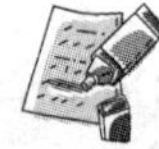

学习目标

1. 掌握护士着装的基本原则及具体要求。
2. 熟悉着装的基本原则。
3. 熟悉着装中色彩的运用。
4. 了解首饰的佩戴方法。

项目描述

本项目主要介绍着装的基本原则、色彩的运用、首饰的佩戴及护士的服饰礼仪。通过本项目的学习，让护生了解护士服饰礼仪的基本知识，为今后进入临床工作做好充分的准备。

案例引导

患者，女，40岁，银行工作人员，因右下腹疼痛来医院就诊，门诊以“急性阑尾炎”收入院。她的责任护士小李刚参加了一位患者的抢救工作，护士服上留下了血迹和药液，虽然非常热情地迎接患者，并耐心与其沟通，但患者却拒不接受小李的护理，要求更换责任护士。

问题：

1. 小李为什么不被患者接受？
2. 如果你是责任护士将如何做？

一、着装

在人际交往中，服饰是一个人仪表中最重要的组成部分，是一种无声的语言，是一个人教养、品味、地位最真实的写照。因此，掌握着装的基本知识是必要的，它在使我们的装束符合礼仪规范的同时，还带给他人美的感受，并能提高自信心。

（一）着装的基本原则

1. TPO原则

TPO原则是目前国际通行的着装的最基本原则。所谓TPO原则，是time、place、object三个英文单词首字母的缩写。T代表时间，泛指季节、时代等；P代表地点、场合、职位;O代表目的、目标、对象。TPO原则是指着装要兼顾时间、地点、目的三大要素,只有遵循了这个着装原则,才能衣着得体,合乎礼仪规范。

(1) time原则:指着装要符合时代特色、合乎季节时令、符合时间的差异。

(2) place原则:指着装不但要与地点相适应,还要与场合相适应。在不同的国家和地区,要按照其自然条件、社会环境、文化背景和穿着习惯选择合适的服装。另外,不同的场合也要区别对待。在办公场合,要求做到庄重保守;在社交场合,追求的是时尚个性;在休闲场合,讲求的是舒适自然。

(3) object原则:着装往往体现穿着者一定的愿望。服装的款式在表现服装的目的性方面发挥着一定的作用。自尊还是敬人,颓废还是嚣张,均可由服装展现出来。一个人若身着款式庄重的服装前去应聘、洽谈生意,说明他郑重其事、渴望成功。而同样的场合,若身着暴露、性感的服装,则表示其自视甚高、不屑一顾。

2. 适体性原则

(1) 与年龄相适宜:着装要与年龄相适宜,以体现各年龄阶段的特点。青少年衣着应自然、质朴,款式和线条要简洁流畅,展现青少年的热情和单纯;青年人要穿得鲜艳、活泼,体现出青年人的自然、健康、朝气和蓬勃向上的青春之美;中年人的着装要体现出成熟、高雅、冷静的气质;老年人着装则应体现出雍容华贵和成熟稳重的气质。

(2) 与肤色相适宜:人的肤色会因穿着服饰的色彩而产生不同的视觉效果,因此,在选择服饰的过程中,应根据肤色的不同来搭配不同的色彩,从而达到相得益彰的效果。中国人的肤色大致可分为白净、淡黄、浅褐、苍白、发红等几种。不同肤色对服饰色彩的要求也不同。肤色白净者宜穿各色服饰;肤色偏黑、偏红者,忌穿深色服装;肤色发黄或苍白者,忌穿浅色服装。

(3) 与体型相适宜:人的体型千差万别,并非都十全十美,要针对自己的体型特点,选择适宜的服装。通过服装的色彩、款式、面料等与体型相协调,达到锦上添花、扬长避短的效果。

(4) 与职业身份相适宜:不同的职业有不同的着装要求,着装应体现出自己的职业特点,要与从事的职业、身份、角色形象相适宜,既不能不加修饰,也不能过分夸张,特别是在办公场合,应体现出职业装的实用性、象征性和审美性的特征。这不仅能表明公职人员的责任感和可信任程度,而且能表现出对他人的尊重。

3. 整体性原则

着装应遵循整体性原则,其各部分应互相呼应,整体应完美和谐。要达到整体的效果应注意两方面的问题。第一,要符合服装的礼仪规范,如穿西装时,应配以衬衣、领带和皮鞋;第二,服饰的各个部分应相协调,局部服从于整体,力求展现着装的整体美,如装饰物的色彩应同服装主色相近或与服装主色呈对比色,以取得和谐或呼应的效果。

4. 适度性原则

无论是在服装的修饰程度,还是在佩饰的数量和修饰技巧上,都要把握分寸,自然适度。

5. 技巧性原则

着装时应注意技巧,不同的服装有不同的搭配和约定俗成的穿法。无论采用何种搭配技巧,都应注意服装与佩饰的协调。若要穿着既得体又有品味,首先要充分了解自身的特点，选择适合自己的服装色彩、款式、面料、图案等，利用着装的技巧来扬长避短，展现自己的优点；同时利用恰当的佩饰来体现个人的穿着风格。

（二）色彩的运用

服装的色彩是服装感官的第一印象，它有极强的吸引力，若想让其在着装上得到淋漓尽致的发挥，必须充分了解色彩的特性。恰到好处地运用色彩，不但可以修正、掩饰身材的不足，而且能突出自己的优点，穿起来才会显得大方得体。

1. 色彩的特性

(1) 色彩的冷暖：色彩因色相的不同而使人产生不同的感觉。红、黄、橙色等给人以温暖的感觉，使人联想到太阳，这样的颜色称为暖色；蓝、紫色等给人以寒冷的感觉，使人联想到海水，这样的颜色称为冷色。

(2) 色彩的轻重：色彩明暗的变化程度，称为明度。不同明度的色彩给人以轻重不同的感觉。色彩越浅，明度越强，使人有上升、轻快的感觉；色彩越深，明度越弱，使人有下垂、沉稳的感觉。人们日常着装一般讲究上浅下深，以使人体比例看起来更加和谐。

(3) 色彩的缩扩：一般而言，暖色、浅色给人以轻快、华丽的感觉，并有扩张的效果，使人显得丰满；冷色、深色给人以凝重、沉稳、质朴的感觉，并有收缩的作用，使人显得苗条。

2. 色彩的象征

(1) 黑色：黑色是一种低调的色彩，象征权威、神秘、高贵、沉着。黑色是最经典的底色之一，可与任何颜色搭配，从而营造出不同的效果。

(2) 白色：白色是一种纯洁、明亮、朴实的颜色，是纯洁、高尚和坦荡的象征。

(3) 红色：红色是最能让人兴奋和产生快乐情感的颜色，象征热情、自信、力量和喜悦。在我国，红色代表喜庆、幸福和革命。

(4) 紫色：紫色是一种高贵、华丽、充盈的色彩，象征神秘、高贵、优雅和浪漫。

(5) 橙色：橙色是一种明快、富丽的色彩，能使人联想到阳光，是快乐、活力和温暖的象征。

(6) 灰色：灰色是一种柔和的色彩，象征诚恳、稳重、大方、朴实和可靠，给人以平易近人、脱俗、大方的感觉。

(7) 绿色：绿色是一种清爽、宁静的色彩，使人联想到青春、活力和朝气，象征自由、生命、希望与和平。

(8) 蓝色：蓝色是一种柔和、宁静的色彩，给人以高远和深邃的感觉，象征宁静、智慧和深远。

3. 色彩的搭配

不论是整体还是局部运用色彩，都应讲究合理搭配。合理的色彩搭配，可以使人扬长避短，更好地展现个人的气质，达到期望的效果。

(1) 对比色搭配：在配色时运用冷暖、深浅和明暗等两种特性相反的色彩进行搭配的方法。它可使着装在色彩上反差强烈，突出个性，如红色与绿色、青色与橙色、黑色与白色等。对比色搭配可适用于多种场合。

(2) 近似色搭配:配色时运用色相相同,明度不同的色彩进行搭配的方法。近似色搭配适合工作场合或庄重的社交场合的着装配色,在搭配时应注意深浅色的衔接过渡自然,如浅灰色与深灰色相配、黄色与草绿色相配等。

纯度低的颜色更容易与其他颜色相互协调,这使得人与人之间增加了和谐亲切之感,从而有助于形成协同合作的格局。另外,可以利用低纯度色彩易于搭配的特点,将有限的衣物搭配出丰富的组合。同时,纯度低的颜色给人以谦逊、宽容及成熟的感觉,借用这种色彩语言,着装者更易受到他人的重视和信赖。

二、佩饰

佩饰是指人们在着装的同时所选用、佩戴的装饰性物品。一般来讲,佩饰的实用价值不是很强,只是起到烘托、陪衬、美化人体的功能,因次,人们将它视为服装的重要组成部分,有时还将它当做服饰中吸引他人注意的焦点。如果佩饰选择、搭配得当,与服装搭配得相得益彰,则可以起到画龙点睛的作用,否则很容易弄巧成拙。

首饰的使用原则简单概括为:以少为佳,力求同色,争取同质,符合身份,扬长避短,搭配协调,遵守习俗。

(一) 气质与首饰相配原则

所谓气质,即是人的生理和心理的综合性内在特征。每个人都有自己独特的气质,如沉稳、活泼、敏感、木讷、细腻、粗犷、拘谨、爽朗等。在人的审美活动中,首饰从来都是至关重要的一项。首饰因其选用的材质不同,色彩不同,设计款式不同,工艺不同,使用和佩戴方法的不同,给人带来的感觉自然也不尽相同。人们根据这些不同的特质,赋予首饰以不同的内涵,而不同气质的人,如果选佩首饰得当,既可增强首饰的个性色彩,又可塑造自己的迷人魅力和个性,使首饰与人相得益彰、交相辉映。

(二) 首饰佩戴方法

1. 耳环

一般情况下,多为女性佩戴,且成对使用。佩戴耳环时,应注意耳环应与脸型、身材相协调,同时,还要考虑服装的颜色和款式,除此之外,还应注意与年龄、发型、场合的协调搭配。

2. 戒指

戒指佩戴于手指之上,男女老少皆宜。戒指通常作为爱情的信物、富贵的象征和吉祥的标志。戒指的佩戴是很有讲究的,一般戴在左手上,且最好只戴一枚。在许多国家,戒指是一种无声的语言,暗示佩戴者的婚姻状况和择偶状况。另外,镶嵌不同宝石的戒指,还可代表不同的生辰月份和寓意。戒指突出表现的是手,给人以美感,所以,佩戴戒指时一定要注意手的保养和指甲的修剪。

3. 项链

项链是戴于颈部的环形饰物,男女均可佩戴。选择项链时要考虑服装质感、领型、颈部的特点、场合等因素,只有搭配得当,才能增添个人魅力。

4. 手链或手镯

手链或手镯是佩戴于手腕上的链状或环状饰物。男女均可佩戴手链,手镯一般只适宜于女性。一般来讲，手链仅戴一条，手镯可成对佩戴，手链和手镯不宜同时佩戴。

三、护理人员的服饰礼仪

（一）护士着装的原则

1. 在工作岗位上应着护士服

护士服是专业的象征，体现护士群体的精神风貌。护理人员上班必须穿护士服，并保持清洁、平整、无污渍、无血迹，衣扣要扣整齐，这是本行业工作的基本要求。身着醒目的护士服，是对服务对象的尊重，便于护理对象辨认，也代表着护理人员的尊严和责任。护士服有统一规范的样式，体现了护理人员严格的纪律和严谨的作风，是护士敬业、乐业精神在服装上的具体体现。

2. 穿着护士服时应佩戴工作牌

身着护士服时应同时佩戴工作牌，表明自己的姓名、职称、职务。一方面促使护理人员更积极主动地为服务对象服务，严格约束自己的言行；另一方面方便患者辨认、咨询和监督。因此，每一位护理人员应自觉地把工作牌端正地佩戴在左胸上方。

3. 力求简约、端庄

护理人员在仪表修饰上切忌过分雕琢，而应力求简练、明快、朴素、高雅、端庄。护理人员不宜留长指甲，在工作中不宜戴墨镜、首饰，更不宜涂指甲油及喷洒气味浓烈的香水，以免对患者产生不良刺激。

（二）护士着装具体要求

1. 护士服

卫生部设计的护士服多数是连衣裙式（图 3-1），给人以纯洁、轻盈、活泼、勤快的感觉，以整齐洁净、大方适体和便于各项操作为原则。穿着时要求尺寸合身，以衣长刚好过膝、袖长刚好至腕为宜，腰部用腰带调整，宽松适度。护士服以白色为主基调，也可根据不同服务对象选用不同的颜色，如绿色、淡蓝色、淡粉色、黄色等，款式也在不断翻新变革。护士应用心爱护自己的职业装，以彰显优雅、大方的天使形象。

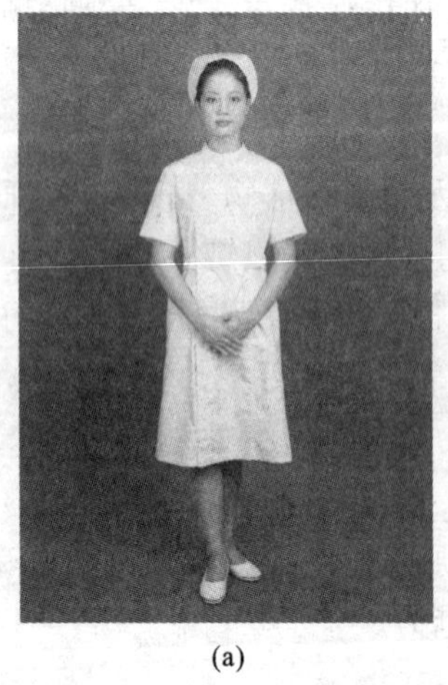
(a)

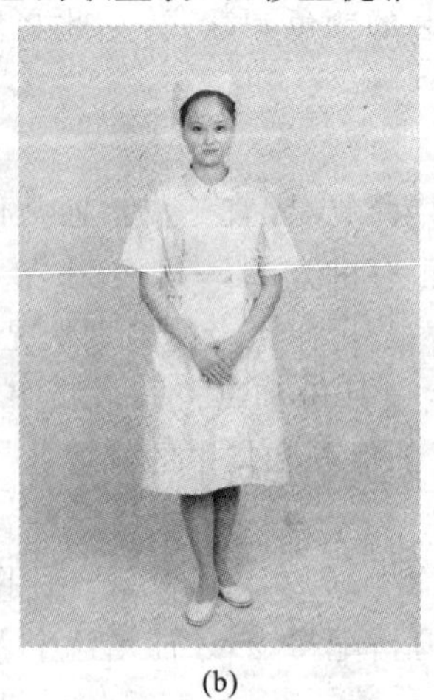
(b)

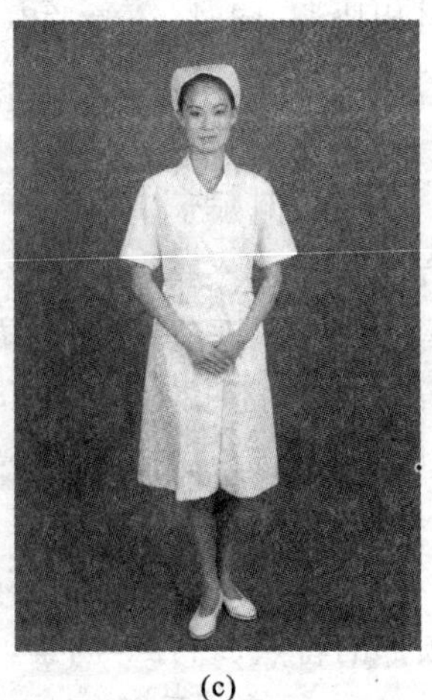
(c)

图 3-1 护士服

2. 护士帽

护士帽是职业的象征，凝聚着护理人员的信念和骄傲，是职业荣誉，更是职业的责任感。

传统的护士帽为圆筒帽，其主要作用是防止头发、头屑造成环境污染，同时保护护理人员头发免受污染。圆筒帽适合男性护士或无菌操作要求比较严格的科室使用。戴圆筒帽时，应前平眉弓，后遮发际，将头发全部遮住，接缝要放在后面，边缘要平整。

在当今社会，注重实用性和美感，护士在一般治疗环境下可以选择美丽的燕尾帽（图 3-2），燕尾帽造型美观，像白色的光环，圣洁而高雅。燕尾帽有方角和圆角两种款式。燕尾帽边缘的彩道多为蓝色，是责任和尊严的标志，并代表一定的含义：横向彩道是职务高低的象征（图 3-3），斜向彩道则是职称高低的说明。燕尾帽适用于女性护士。燕尾帽要平整无折并能挺立，并要戴正、戴稳，前缘距离发际 4～5 cm，用白色发卡左右对称地固定好。佩戴时，如系短发，要求前不遮眉、后不搭肩、侧不掩耳，长发要梳理整齐并盘于脑后，用发网罩起，发饰宜素雅端庄。

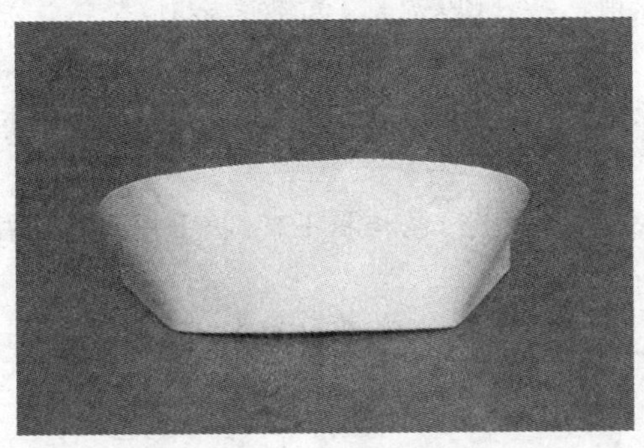

图 3-2　普通燕尾帽

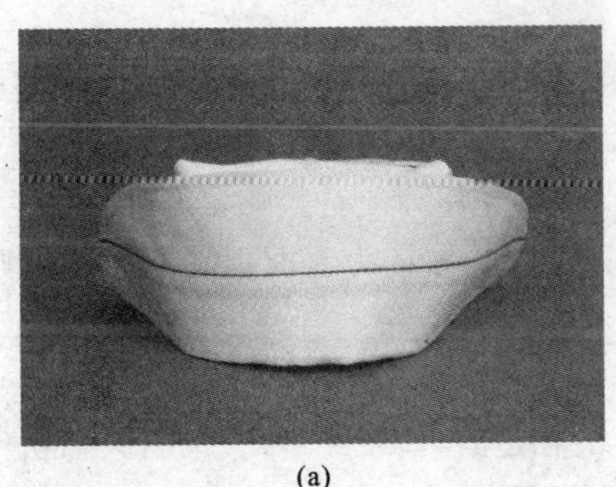

(a)

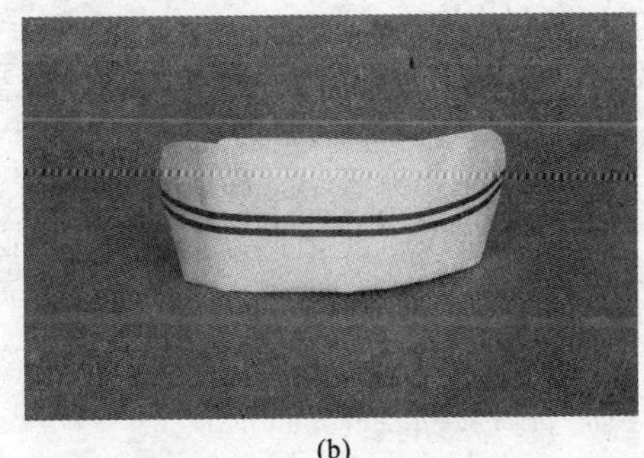

(b)

图 3-3　代表职务的燕尾帽

3. 护士鞋袜

护士工作繁忙，工作时间内需要不断走动。为了不影响患者休息，并减少护士的劳累程度，护士鞋应以软底、坡跟或平跟、防滑为宜，颜色以白色或乳白色为主，始终保持鞋面的清洁（图 3-4）。护士袜的颜色以单一色调为佳，若着裙装，应配长筒袜，以肉色为好，切忌袜口露在裙摆或裤腿的外面。

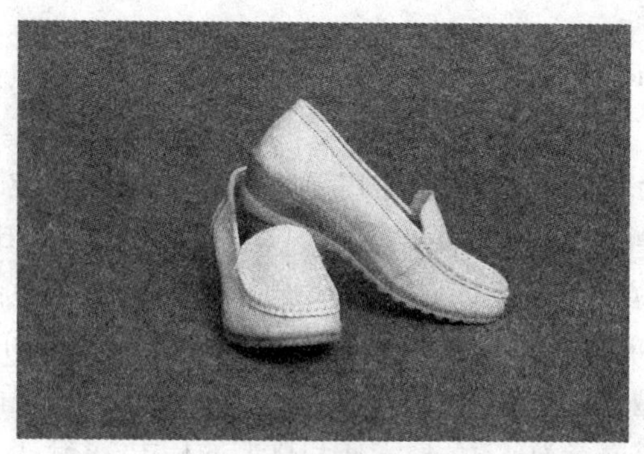

图 3-4　护士鞋

重点提示

1. 着装的基本原则包括 TPO 原则、适体性原则、整体性原则、适度性原则、技巧性原则。

2. 首饰的使用原则简单概括为：以少为佳，力求同色，争取同质，符合身份，扬长避短，搭配协调，遵守习俗。

3. 护理人员着装的具体要求，包括护士服、护士帽和护士鞋袜的穿着要求。

能力检测

一、A_1 型选择题

1. 适应性原则是着装时应考虑的重要原则之一，你认为下列老年人着装不适合的是(　　)。

A. 肩、腰、下摆松紧恰当　　B. 穿束腰紧身的衣服
C. 可以穿开襟羊毛衫配裤子　　D. 可以穿“V”字领短装配西裤裙等
E. 应体现出雍容华贵和成熟稳重的气质

2. TPO 原则中的时间原则为着装时必须考虑的，你认为下面不属于时间原则的是(　　)。

A. 符合时代的要求　　B. 符合季节的更替
C. 符合时间差异　　D. 与年龄相适宜　　E. 下雪天棉袄

3. 穿着护士服时，需要注意很多相关事项，下面说法不正确的是(　　)。

A. 护士服的样式以整洁美观为原则　　B. 注意与其他服饰的搭配和协调
C. 里面衣服的领边和袖边可以超过护士服　　D. 里面不应穿过于臃肿的衣服
E. 护士服的宽松应适度

二、简答题

1. 护理人员在工作岗位上应如何着装？

(付　辉)

项目四　护士举止礼仪

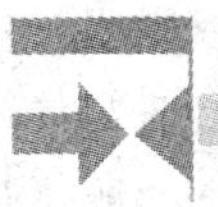

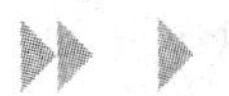

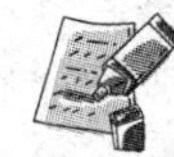

学习目标

1. 掌握护士行为举止的礼仪规范。
2. 熟悉护士举止礼仪在日常护理工作中的应用。
3. 熟悉护士举止礼仪的内容和要求。

项目描述

本项目主要介绍在护理活动中护士的姿势、动作等的规范和要求。护士举止礼仪是护士礼仪的重要组成部分。举止是人们在活动或交往过程中所表现的各种姿态，也称动作、举动、仪态，举止礼仪是人们在人际交往中应该符合的约定俗成的行为规范。护士的举止作为一种无声的语言，传递一定的信息，直接反映出护士的内在素养。通过本项目的学习，了解护士举止礼仪的基本知识，熟练掌握护士举止礼仪动作要领并能应用于护理工作中，从而体现护士的良好素养和职业特点。

案例引导

患者，女，61岁，退休干部，离异独居，既往有高血压病史。近月余经常头晕，三日前因晨起头痛并加剧来医院就诊，Bp 180/130 mmHg，门诊以“高血压”收入院，责任护士孙某是一位工作不到两年的年轻护士，性格开朗、活泼爱动，到病房查房时总蹦蹦跳跳，手舞足蹈。患者退休前为某机关领导，认为孙某的举止不符合一名护士应有的端庄稳重的礼仪标准，要求调换责任护士。

问题：

1. 护士孙某应该如何做才符合护士举止礼仪的要求？
2. 护士孙某应该如何对自己的举止礼仪进行训练？

一、站姿

站姿，又称立姿，指的是人在站立时所呈现出的姿态，是人的最基本姿势，同时也是其他一切姿势的基础。正确的站姿能给人以挺拔端庄、自信大方、蓬勃向上的印象。

（一）基本站姿

站姿能体现出人的礼貌、稳重、端庄、挺拔和有教养，显示出一种亭亭玉立的静态

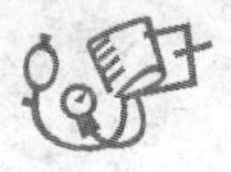

美，它是培养优美体态的基础，也是其他不同动作动态美的基础和起点。站立时，应当挺胸收腹，双眼平视前方，下颌微收，双臂自然下垂（图 4-1）。其要领如下：

挺：站立时身体各部位要尽量舒展挺拔，做到头平、颈直、肩夹、背挺。

直：站立时躯干尽量与地面保持垂直，注意收颌、挺胸、收腹、夹腿、提臀。

高：站立时身体的重心要尽量提高，即昂首、提气、直腰、绷腿。

稳：主要体现在脚和腿上，两腿绷直，膝盖放松，脚的位置可以有以下几种形式。“V”字步站姿（图 4-2），即双脚的根部并拢，两脚张开 45°～60°，使身体重心穿过脊柱，落在两腿正中；“丁”字步站姿（图 4-3），即两脚中间间隔 1～2 拳头宽，前脚轻轻着地，重心全部放在后脚上，站的时候看上去有点像字母“T”；平行式站姿（图 4-4），即双脚平行地站在地上。

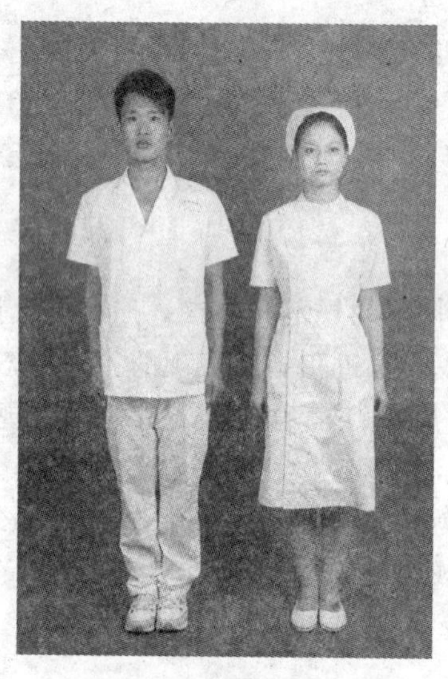

图 4-1　基本站姿

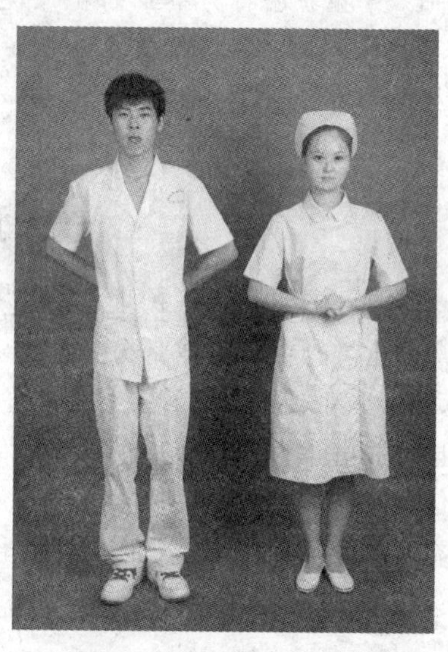

图 4-2　“V”字步站姿

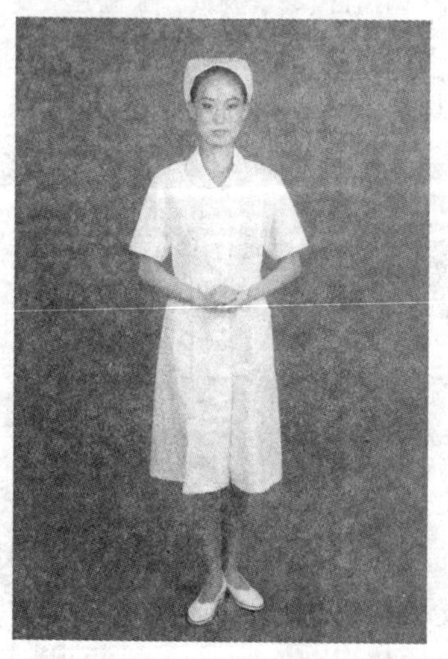

图 4-3　“丁”字步站姿

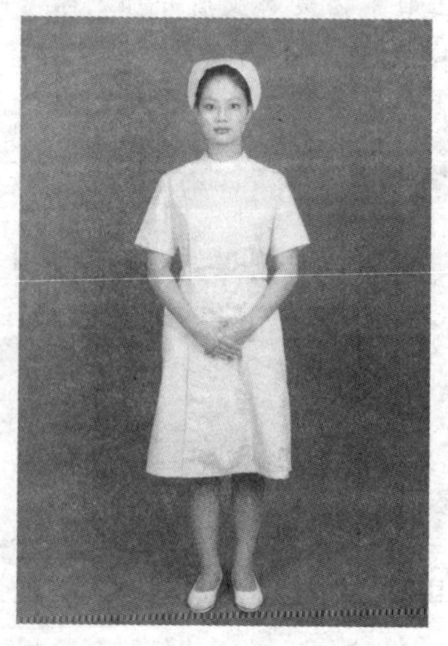

图 4-4　平行式站姿

站姿是否自然、得体、优雅，除躯干部分要符合基本要求外，手的摆放位置也很重要。一般而言，手的摆放可以有以下几种。

(1) 双手垂握于下腹部。双臂基本垂直，双手几乎平展，一手叠于另一手上，并轻握另一手四指指尖，被握之手的指尖不能超出上手的外侧缘(图 4-5)。

(2) 双手相握于中腹部。双臂略弯曲，双手四指相勾、轻握，置于中腹部(图 4-6)。

(3) 一臂垂于体侧，一手置于腹侧。一臂自然放松垂于体侧，手掌放松、自然弯曲，另一臂自然放松、屈曲并置于体侧，手轻握成半拳，置于腹侧，前不过身体正中线。

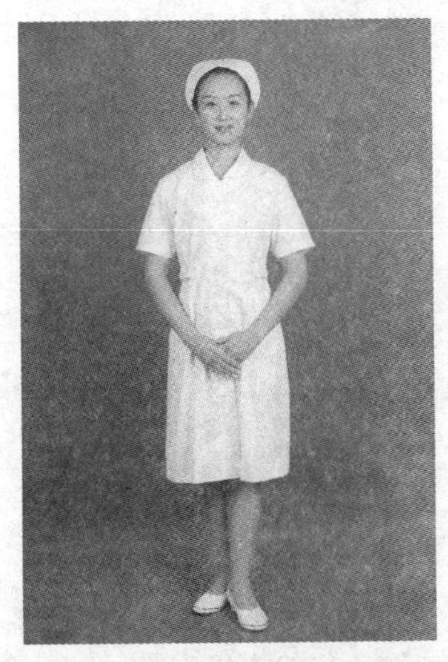

图 4-5　双手垂握于下腹部

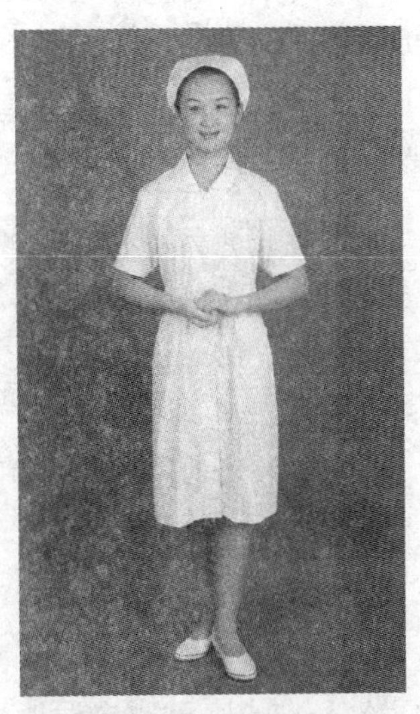

图 4-6　双手相握于中腹部

男士在站立时，双腿平行，双脚微分开，与肩同宽或略窄。全身直立，昂首挺胸，双眼平视前方，双肩放松并稍向后展。双臂伸直并自然下垂，双手贴放于大腿外侧(图 4-7(a))，或背在身后贴于臀部(图 4-7(b))。

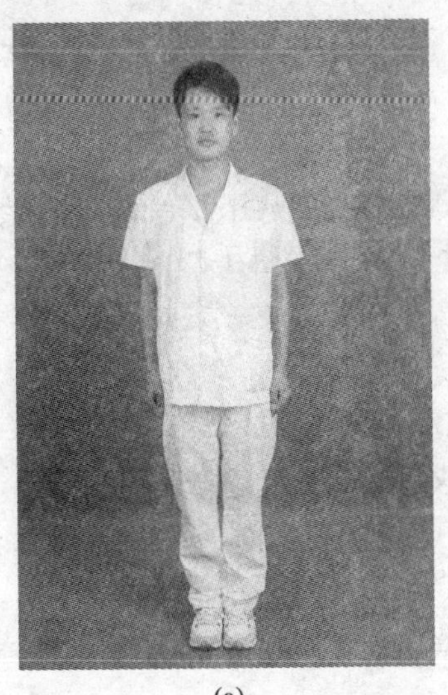

(a)

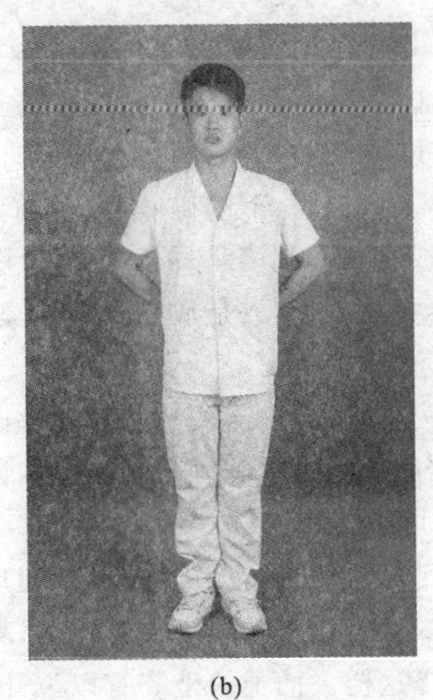

(b)

图 4-7　男士站姿

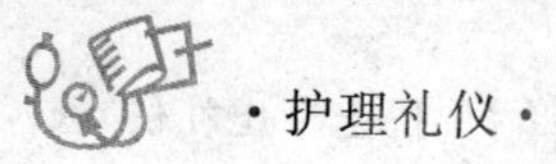

（二）禁忌站姿

（1）不够端正。站立时头歪、肩斜、臂曲、胸凹、腹凸、背弓、臀撅、膝屈，或双手插在口袋里，懒洋洋地倚靠在墙上或椅子等支撑物上。这些动作往往给人一种敷衍、轻蔑、漫不经心、懒散懈怠的感觉。

（2）手脚随意乱动。站立时，双手下意识地做些小动作，如玩弄衣服、医疗器械，咬手指甲，用脚尖乱点，蹭痒痒等。这些动作不但显得拘谨、不大方，还给人以缺乏信心和经验的感觉。

（3）自由散漫。站立时随意扶、拉、倚、靠、趴、蹬、跨，显得无精打采，自由散漫。

知识链接

我国的第一任总理周恩来，他的坐相、站相、走相，甚至他在公共场合的一顾一盼，都让人叹为典范。周恩来青年时代在南开中学读书时，学校教学楼门口一侧的一面大镜子上，就写着这样一段镜铭：面必净，发必理，衣必整，纽必结，头容正，肩容平，胸容宽，背容直，气象勿傲勿怠勿暴，颜色宜和宜静宜庄。其中的“头容正，肩容平，胸容宽，背容直”，即体现端正的坐姿。

二、坐姿

坐姿，即人在就座之后所呈现出的姿势。坐姿端庄，不仅给人以文雅、稳重、冷静、沉着的感觉，而且能展现自我良好的气质。

（一）基本坐姿

正确的坐姿，一般要兼顾角度、深浅、舒展等三个方面的问题。角度，即人在取坐位后上身与大腿、大腿与小腿、小腿与地面形成的角度。这几个角度不同，坐姿大不相同。深浅，即坐下时臀部与座位所接触面积的多少。以此而论，坐有深坐、浅坐之分。护士在与患者交谈时，一般为浅坐。舒展，即入座前后手、腿、脚的舒张、活动程度。

1. 角度

抬头，上身挺直，下颌微收，目视前方；挺胸立腰，双肩平正放松；上身与大腿、大腿与小腿均成直角。此姿势即所谓的正襟危坐，即正坐（图 4-8）。正坐时，双手掌心向下，叠放于大腿之上，或是放在身前的桌面上，或以其一左一右，扶住座位两侧的扶手。

2. 深浅

在较为正式的场合，或有长者在座时，通常不应坐满座位，更不能身体靠着座位的背部，占据座位 1/2～2/3 的位置即可，此为浅坐。

3. 舒展

当自己面对尊长而无屏障时，双腿应并拢。男士就座后双腿可张开一些，但不应宽于其肩。女士就座后双脚平行并拢，特别是在身着短裙时，务必要并拢大腿，面对患者时更应该这样。护士的坐姿有以下几种：

（1）“丁”字步坐姿（图 4-9）：此种坐姿很端庄。

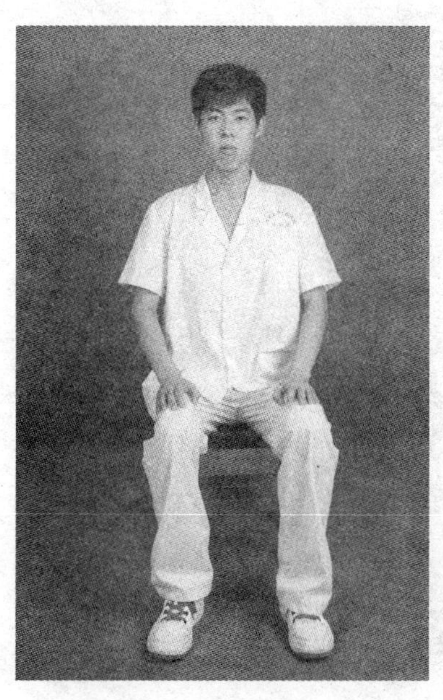

图 4-8　男士正坐姿势

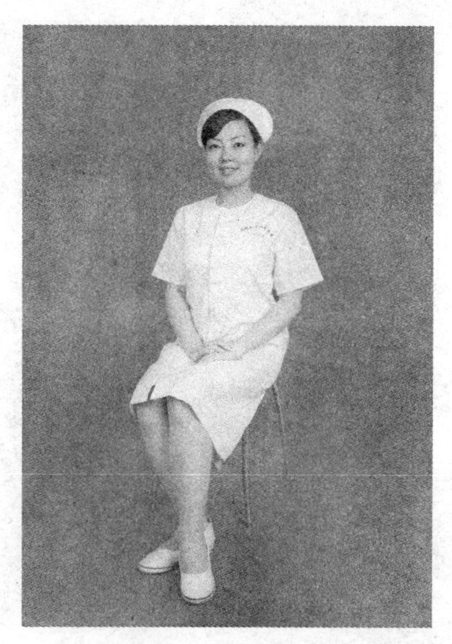

图 4-9　“丁”字步坐姿

(2) 脚尖点放式坐姿(图 4-10):该坐姿显得比较悠闲,可以保持身段均衡的自然美。

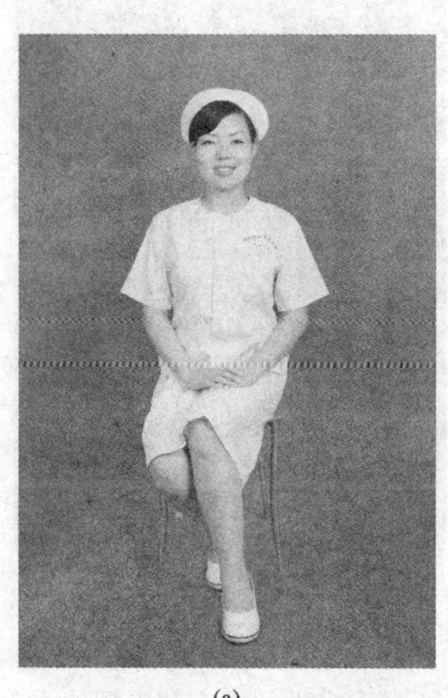

(a)

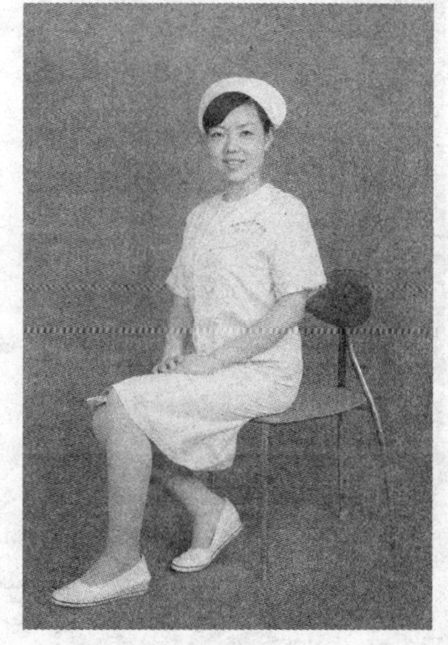

(b)

图 4-10　脚尖点放式坐姿

(3) 正脚位小叠步坐姿(图 4-11):该坐姿给人以高贵大方的感觉。注意悬空的脚尖应向下,忌脚尖朝天、鞋底向前,同时不可上下抖动。

(4) 平行步侧坐位坐姿和平行步正坐位坐姿(图 4-12):该坐姿显示出女性的端庄和优雅。

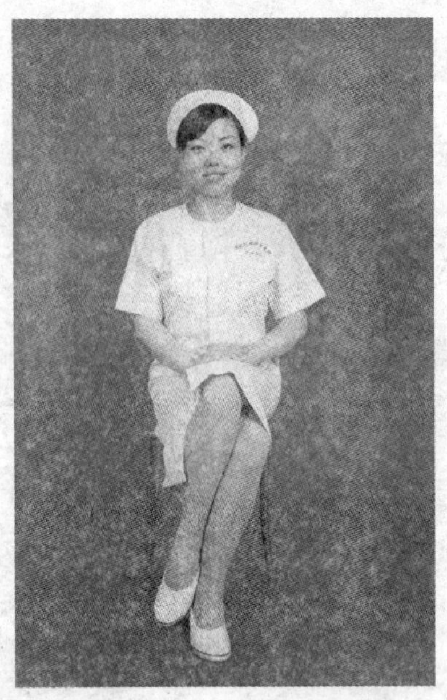

图 4-11　正脚位小叠步坐姿

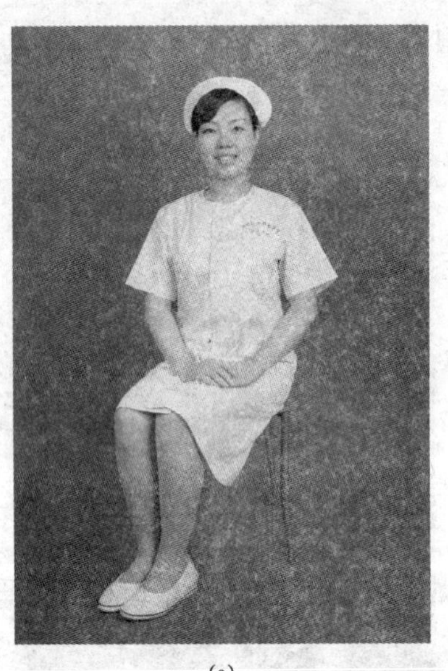

(a)

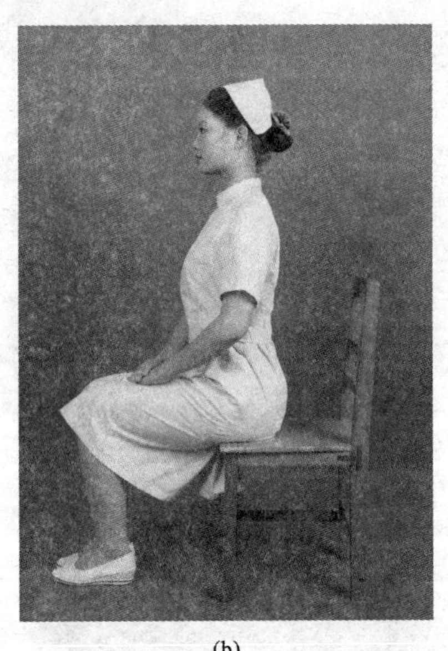

(b)

图 4-12　平行步侧坐位坐姿和平行步正坐位坐姿

(5) 双腿叠放平行式坐姿(图 4-13):该坐姿显示女性的大方和腿型的秀美。

(二) 禁忌坐姿

(1) 头部:仰头靠在椅背上,或低头注视地面,左顾右盼,或闭目养神,或摇头晃脑。

(2) 躯干部:前倾、后仰、歪向一侧,或是趴向前方、两侧。

(3) 手部:双手端臂,双手抱于脑后,双手摸摸碰碰、敲敲打打,双手夹于两膝之

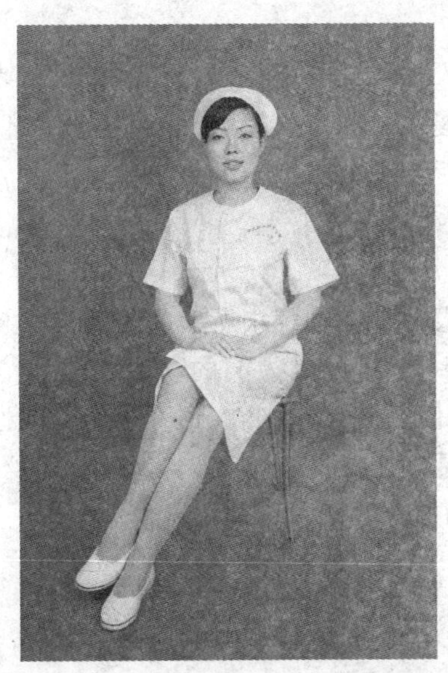

图 4-13 双腿叠放平行式坐姿

间，或将肘部支撑在桌上等。

(4) 腿部：双腿敞开过大，在长者面前高跷二郎腿，即将一条腿交叉叠放于另一条腿上；两腿笔直伸开，反复抖动不止；骑坐在座位上，或把腿架在其他高处。

(5) 脚部：将脚抬得过高，以脚尖指向他人，或使对方看到鞋底，跷到自己或他人的座位上；以脚踩踏其他物体；两脚脚跟着地，脚尖朝上，摇荡、抖动不止。

（三）入座与离座

入座也称就座，即从走向座位直到坐下这一过程，是坐姿的前奏，也是坐的重要组成部分。入座由一系列过程构成，而社交礼仪对其中的各个环节均有规范。

1. 注意顺序

如果与他人一起入座，则入座时一定要讲究先后顺序，礼让尊长。入座时合乎礼仪的顺序有两种：一是优先尊长，即请长者首先入座，二是同时入座，它适用于平辈之间或与亲友、同事之间。无论如何，抢先入座都是失态的表现。

2. 讲究方位

不论是从正面、侧面还是从背面走向座位，通常都讲究从左侧一方走向自己的座位，从左侧一方离开自己的座位，这简称为“左进左出”，这个原则在正式场合是一定要遵守的。

3. 落座无声

入座时，切勿争抢。在入座的整个过程中，不管是移动座位还是放下身体，都不应发出嘈杂的声音。不慌不忙，悄无声息，这本身就体现着一种教养。调整坐姿时，同样也不宜出声。

4. 入座得法

入座时，应转身背对座位。如果距座位较远，可将右脚后移半步，待腿部接触座位边缘后，再轻轻坐下。着裙装的女士入座时，通常应先用双手摆平裙摆，随后再坐下。

5. 离座谨慎

离座就是采取坐姿的人在要离开座位时，为尊重他人，表示自己的礼貌，离座前要先有所表示。离座时要缓慢，不要突然跳起，惊吓他人，也不要弄出声响，或把身边东西弄到地上去。起身站稳后才可离去。

三、行姿

行姿，也称走姿，是指人在行走过程中所形成的姿势。与其他姿势有所不同的是，它自始至终都处于动态之中，体现的是人类的动态之美和精神风貌。从总体上讲，行姿属于人的全身性的活动，但是其重点则在行进中的脚步之上。因此，行姿有时也叫步态。对行姿的总的要求是轻松、矫健、优美、匀速。虽不必做到古人所要求的“行如风”，但至少要做到不慌不忙、稳重大方。

（一）基本行姿

行走时，应以正确的立姿为基础，全面、充分地兼顾以下六个方面（图4-14）。

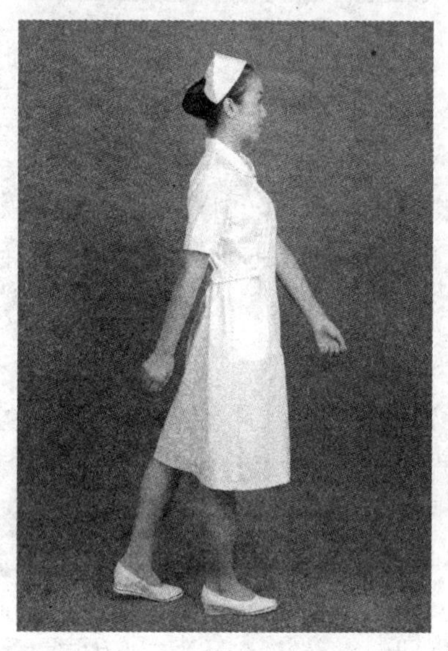

图 4-14 基本行姿

（1）全身伸直，昂首挺胸。行走时，要面朝前方，双眼平视，头部端正，胸部挺起，背部、腰部、膝部要避免弯曲，使全身看上去形成一条直线。

（2）起步前倾，重心在前。起步行走时，身体应稍向前倾，身体的重心应落在反复交替移动的前面那只脚的脚掌之上。这样身体会随之向前移动。要注意的是，当前脚落地后脚离地时膝盖一定要伸直，踏下脚时再稍松弛，并立刻使重心前移。

（3）脚尖前伸，步幅适中。行进时，向前伸出的那只脚应保持脚尖向前，不要向内或向外，同时还应保持步幅大小适中。步幅，主要是指行进中一步的长度。通常步幅应为一脚之长，即行走时前脚脚跟与后脚脚尖两者相距为一脚长。

（4）直线前进，自始至终。行进时，双脚行走的轨迹，大体上应当为一条直线。

同时要克服身体在行进中左右摇摆，并使腰部至脚部始终都保持以直线的形状移动。

(5) 双肩平衡，两臂摆动。行进时，双肩、双臂都不可过于僵硬呆板。双肩应当平稳，力戒摇晃。两臂则应自然，一前一后有节奏地摆动。摆动时，手腕要进行配合，掌心要向内，手掌向下伸直。摆动的幅度，以 30°左右为佳。不要双手横摆，不可同向摆动。

(6) 全身协调，匀速前进。行走时，大体上在某一阶段中速度要均匀，要有节奏感。另外，全身各个部分的举止要相互协调、配合，表现得轻松、自然。

(二) 行走中的礼仪

护士在工作岗位上的行姿应轻盈、灵敏，给人以轻巧、美观、柔和之感，显示出护士的端庄、文静、优雅、健美和朝气。因此，要求护士在行走时，脚尖向着正前方，脚跟先落地，挺胸收腹，两眼平视，双肩放平、微后展，两臂自然摆动或一手持物在胸前，步履轻捷，弹足有力，柔步无声，让患者感受到一种青春的活力。日常工作时行走节奏快慢适当，给人一种矫健、轻快、从容不迫的动态美。在抢救患者需快走时，注意保持上身平稳，步履快而有序，肌肉放松且舒展自然，使患者感到护士的工作忙而不乱，感到安全而由衷地信赖护士。

人们往往会在不同场所中步行，在不同情况下，既要遵守上述要求，也要针对具体情况具体对待。

1. 漫步

漫步又称散步，它是一种休息方式，其表现形式是随意行走，一般不受时间、地点、速度等条件限制，但应避免在人多拥挤的道路上漫步，避免造成对他人的妨碍而失礼。

2. 上下楼梯

(1) 单行单走：上下楼梯时，均应单行单走，不宜多人并排而行。

(2) 右上右下：上下楼梯时，都应靠右侧行走，即应右上右下，将自己左侧的通道留出，以方便有紧急事务者快速通过。

(3) 带路在前：上下楼梯时，若为人带路，应走在前，不应位居被引导者之后。

(4) 注意安全：上下楼梯时，不应进行交谈，因为大家都要留心脚下，注意安全。亦不要站在楼梯上或楼梯转角处进行深谈而妨碍他人通过。

(5) 避免闪失：与长者、异性一起下楼梯时，若阶梯过陡，应主动走在前面，以防身后之人出现闪失。

(6) 谨防碰撞：上下楼梯时，不仅要注意阶梯，还要注意与身前、身后之人保持一定距离，以防碰撞。

除此之外，还要注意上下楼梯时的姿势、速度。不管自己的事情多急，在上下楼梯时都不得推挤他人，或是坐在楼梯扶手上快速滑下。上下楼梯时快速奔跑也是欠妥当的。

3. 进出电梯

(1) 注意安全：当电梯门关闭时，不要扒门，或是强行挤入。电梯超载时，不要心存侥幸，硬挤进去。当电梯在升降中因故暂停时要耐心等候，不要冒险攀爬而出。

(2) 注意出入顺序:与不相识者同乘电梯,进入时要讲先来后到,出来时则应由外而里依次而出。与熟人同乘电梯,尤其与长者、女士、客人一起时,视电梯类别而定:有人管理的电梯,应主动后进后出。无人管理的电梯,则应先进后出,目的是控制电梯,主动服务于人。另外,在乘坐自动扶梯时,按照国际惯例,站立于右侧,留出左侧作为紧急通道。

4. 通过走廊

许多房间往往由长短、宽窄不等的走廊连接在一起。走廊虽有室内走廊与露天走廊之分,但行路礼仪却基本相近。

(1) 单排行进,主动行于右侧,这样即使有人从对面走来也两不相扰。

(2) 若是在仅容一人通过的走廊上与对面来人相遇,则应面向墙壁,侧身相让,请对方通过。若对方先这样做了,则勿忘向其道谢。

(3) 缓步轻行,悄然无声。因为走廊多连接房间,切勿快步奔走,大声喧哗。

(4) 循序而行。不要为了走捷径、图省事、找刺激而去跨越某些室外走廊的栏杆,或行于上。

(三) 禁忌行姿

(1) 方向不定:行走时方向不明确,忽左忽右,变化多端。

(2) 瞻前顾后:行走时左顾右盼,尤其是反复回过头来注视身后,或身体乱晃不止。

(3) 声响过大:行走时用力过猛,声响过大,会妨碍或惊吓其他人。

(4) "八"字步态:行走时,两脚尖向内构成内"八"字步,或两脚尖向外构成外"八"字步。

知识链接

古罗马政治家西塞马说过,一切心理活动都伴有指手画脚等动作,手势恰如人体的一种语言,这种语言甚至连野蛮人都能理解。法国大画家欧仁·德拉克洛瓦则指出,手应当像脸一样富有表情。他们从不同侧面指出了手姿的重要性。

四、手姿

手姿,又称手势,是两手及两手臂所做的动作。由于手是人身体上最灵活自如的一个部位,所以,手姿是身体语言中最丰富、最有表现力的举止。其中,双手的动作是其核心所在。它既可以是静态的,也可以是动态的。

(一) 基本手姿

1. 垂放

垂放是最基本的手姿。其做法有两种:一是双手自然下垂,掌心向内,相握于腹前;二是双手伸直下垂,掌心向内,分别贴放于大腿两侧。它多用于站立之时。

2. 背手

背手多见于站立、行走时，既可显示权威，又可使自己镇定。其做法是双臂伸到身后，双手相握，同时昂首挺胸。

3. 持物

持物即用手拿东西，其做法多样，既可用一只手，又可用双手。但最关键的是拿东西时动作应自然，五指并拢，用力均匀，不应竖起无名指与小指。

4. 鼓掌

鼓掌是用以表示欢迎、祝贺、支持的一种手姿，多用于会议、演出、比赛或迎接嘉宾。其做法是以右手掌心向下，有节奏地拍击掌心向上的左掌。必要时，应起身站立。但是，不应该以此表示反对、拒绝、讽刺、驱赶之意，即不允许"鼓倒掌"。

5. 夸奖

这种手姿主要用以表扬他人。其做法是伸出右手，竖起拇指，指尖向上，指腹面向被称道者。但在交谈时，不应将右手拇指竖起来反向指向其他人，因这意味着自大或藐视。也不宜自指鼻尖，因有自高自大、不可一世之意。

6. 指示

这是用以引导患者或他人、指示方向的手姿。其做法是以右手或左手抬至一定高度，五指并拢，掌心向上，以其肘部为轴，朝一定方向伸出手臂。掌心向上，表示诚恳、谦逊之意。

（二）禁忌手姿

1. 易于误解的手姿

一是个人习惯，但不通用、不为他人理解的手姿；二是因为文化背景不同，有些手姿被赋予了不同的含义。比如，伸起右臂，右手掌心向前，拇指与食指合成圆圈，其余手指伸直，这一手姿，在英国、美国表示"OK"，在日本表示钱，在拉美国家则表示下流，不了解的人就很容易产生误会。

2. 不卫生的手姿

在他人面前搔头皮、掏耳朵、挖眼屎、抠鼻孔、剔牙齿、抓痒痒、摸脚丫等这样一些手姿，都极不卫生，令人厌恶。

3. 不稳重的手姿

在大庭广众之下，双手乱动、乱摸、乱举、乱扶、乱放，或是咬指尖、折衣角、抬胳膊、抱大腿等手姿，都是应当禁止的手姿。

4. 失敬于人的手姿

掌心向下挥动手臂，勾动食指或拇指外的其他四指招呼别人，用手指指点他人，都是失敬于人的手姿。其中指点他人，即伸出一只手臂，食指指向他人，其余四指握拢这一手姿，因有指斥、教训之意，尤为失礼。

五、蹲姿

下蹲的姿势，简称为蹲姿。它是人在处于静态立姿时的一种特殊情况，是护理人员拾捡物品、整理下层放物柜时的常用姿势。

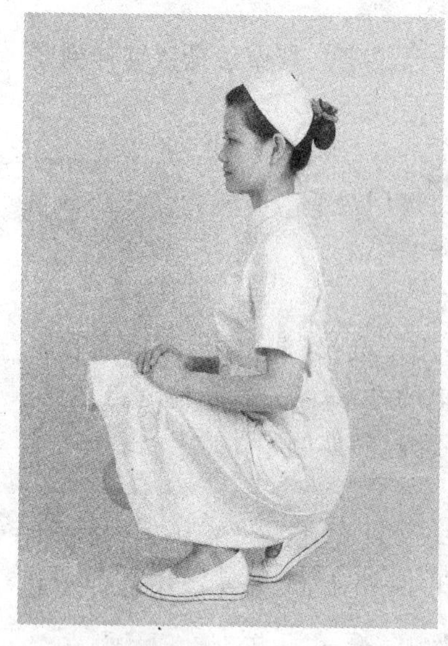
图 4-15　基本蹲姿

（一）基本蹲姿

蹲姿的运用要优美、典雅。其基本要求是：一脚在前，一脚在后，两腿紧靠下蹲，前脚全脚掌着地，小腿基本垂直于地面，后脚前脚掌着地，脚跟抬起，臀部向下。蹲下后，抬头，双眼平视前方，下颌收进，挺胸收腹，双肩平衡外展，双手叠放于左侧大腿前 1/3 处（图 4-15）。

（二）禁忌蹲姿

（1）面对他人下蹲，这样做会使他人不便。

（2）背对他人下蹲，这样做会对他人不够尊重。

（3）下蹲时双腿平行叉开，这样做好像在上洗手间，因此又称“洗手间姿势”，这种姿势不够文雅。

（4）下蹲时低头、弯背或弯上身、翘臀部，特别是女性穿短裙时，这种姿势十分不雅。

六、端盘姿态

治疗盘是护理工作中最常使用的物品。护士进行护理操作时常常需要端治疗盘前往病房。端治疗盘时，护士应在站姿或行姿的基础上，上臂贴近躯干，肘关节呈 90°，四指和手掌托住两侧盘底，四指自然分开，拇指置于两侧治疗盘盘缘中部，盘内缘距身体 2～3 cm（图 4-16）。

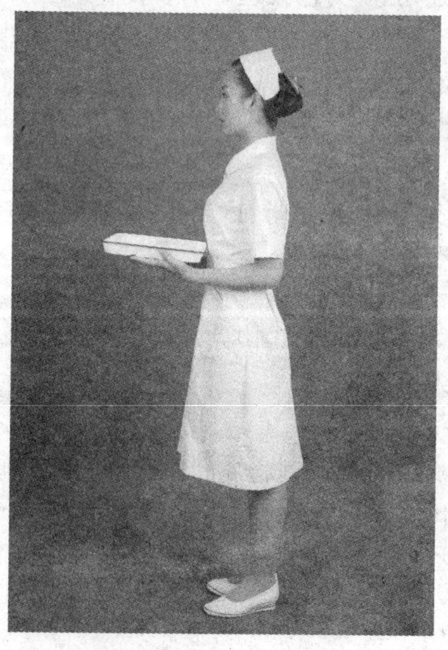
图 4-16　端盘姿态

在取放物品或端治疗盘行进过程中注意保持治疗盘重心的平稳，开门时不可用脚踢门，可用肩部或肘部将门轻轻推开。正确的端盘姿态配以稳健的步伐、得体的护士服和燕尾帽，会给患者带去一种精神安慰，使患者体会到安全感。

七、推治疗车姿态

治疗车也是护理工作中的常用物品。治疗车一般三面有护栏，无护栏一面设有抽屉，用于存放物品。在临床护理工作中推治疗车时，护士位于无护栏的一侧，双臂均匀用力，把稳方向，躯干略向前倾，挺胸直背(图 4-17(a))。行进时步伐均匀，停放时稳妥放置，进出门时用手轻轻推开门或关上门后再继续前行(图 4-17(b))，不可用治疗车撞开门或用脚踢门。推治疗车时应给人以美感和安全感，不可耸肩、单手拉治疗车或推治疗车等。注意：腰部负重不可过多，行进中随时观察治疗车内的物品，注意观察周围环境，快中求稳。

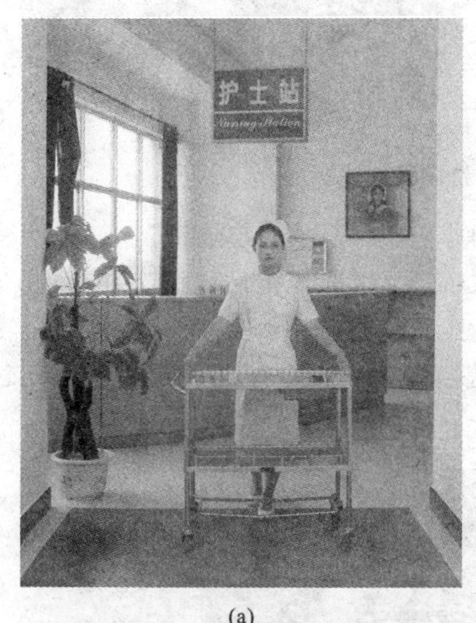

(a)

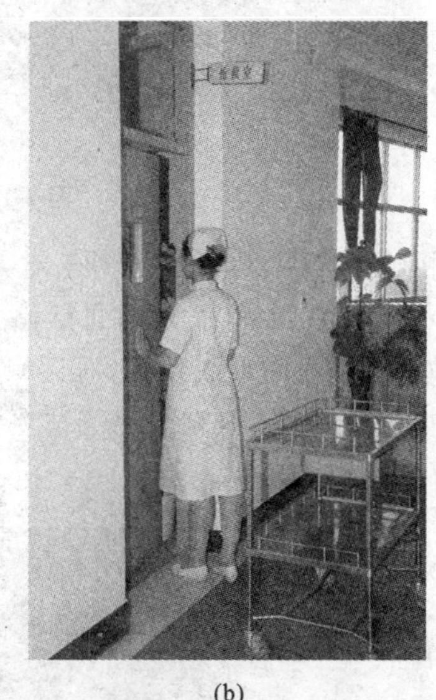

(b)

图 4-17 推治疗车姿态

八、持病历夹姿态

在站姿或行姿的基础上，将病历夹正面向内，左手握住病历夹右侧前 1/3 处，病历夹前端略向上抬，放于手臂与躯干之间。持病历夹姿态如图 4-18 所示。书写或阅读时，左手持病历夹前端中间处，病历夹放于前臂上，手臂稍外展，上臂靠近躯干，另一手拇指、食指从病历夹缺口处滑至边缘，向上轻轻翻开。另一种持法适合于男士，即将病历夹正面向内，用手握住病历夹中部，放于侧腰部。

九、行礼

行礼是交往双方会面时为表达彼此间敬意、关怀和问候的一种礼节。与人交往时，恰当地向对方行礼，将会使生涩的初次见面及随后的交往变得自然而顺利。

在护理工作过程中，相识者之间或不相识者之间往往都需要在适当的时刻向交往

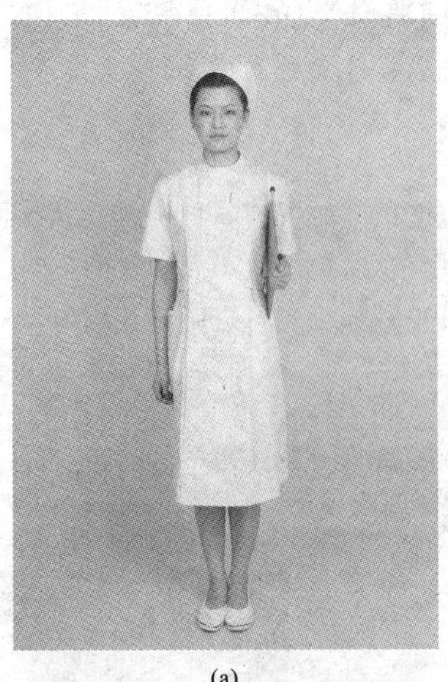

(a)

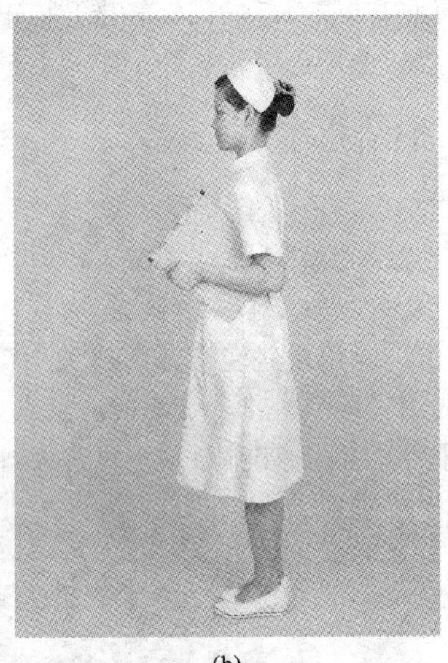

(b)

图 4-18　持病历夹姿态

对象行礼(图 4-19),以示自己对于对方的尊重、友好、关心与敬意。

(1) 上下级对话。上级取自然站立姿态,下级取规范站立姿态,间距 0.5～1 m。对话开始时,下级向上级致礼,对话完毕时,上级还礼。

(2) 平级交流。双方取规范站立姿态,间距 0.5～1 m,互相致礼,再行交流,交流完毕,双方互相谢礼。

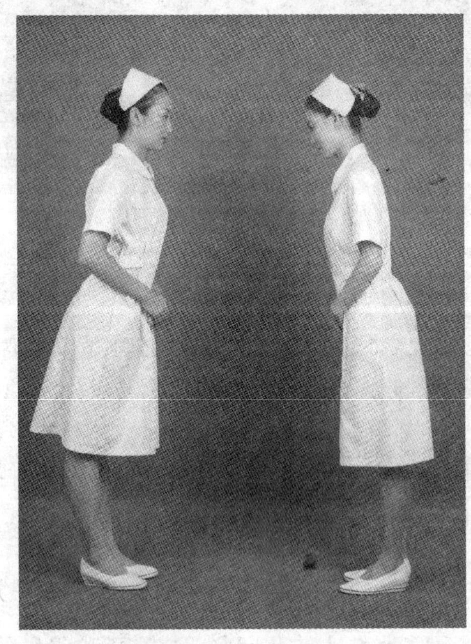

图 4-19　行礼姿态

知识链接

1. 拱手礼　行拱手礼时应起身站立，上身挺直，两臂前伸，双手在胸前高举并抱拳，左手捏空拳，右手抱左手，自上而下（或自内而外），有节奏地晃动两三下。

2. 合十礼　亦称合掌礼。行礼时面对受礼者，双掌合拢并齐，手指向上，指尖与鼻尖基本持平，手掌稍向外侧倾斜，双腿并拢站立，上身微欠并低头。一般来说，行此礼时合十的双手举得越高，越体现出对对方的尊重，但原则上不可高于额头。

3. 拥抱礼　正规的拥抱礼，讲究两人正面相对站立，各自举起右臂将右手搭在对方左肩后面；左臂下垂，左手扶住对方右腰后侧。首先各向对方左侧拥抱，然后各向对方右侧拥抱，最后再一次各向对方左侧拥抱，一共拥抱3次。

4. 亲吻礼　行礼时忌讳发出亲吻的声音，更不应将唾液溅到对方脸上。长辈吻晚辈，应当吻额头；晚辈吻长辈，应当吻下颌或吻面颊；同辈、同性之间宜贴面颊，异性应当吻面颊。

5. 吻手礼　行礼时，男士行至已婚妇女面前，先垂首立正致意，然后以右手或双手捧起女士的右手，俯首以微闭的嘴唇，象征性地轻吻一下对方的手背或手指。行吻手礼的地点以室内为佳。

重点提示

1. 护士的基本姿态主要包括站姿、坐姿、行姿、手姿及蹲姿等，其总的原则是举止端庄稳重、自然优美、彬彬有礼、健康活泼、有朝气。在工作和生活中应该做到站立有相、落座有姿、行走有样、举手有礼。在持物时，也要注意规范自己的姿态，展现出医护人员的风范。

2. 美的姿态要靠平时不断的训练，因此，每位医护人员都应有意识地对自己的各种姿态加以修正，长时间的训练可以塑造优美的仪表和良好的姿态。

能力检测

一、A_1型选择题

1. 站立时，手的摆放位置很重要，以下做法错误的是（　　）。

A. 双手垂握于下腹部　　B. 双手相握于中腹部

C. 一臂垂于体侧，一手置于腹侧　　D. 双臂交叉于胸前

E. 双手自然下垂，贴放于身体两侧

2. 关于坐姿中，腿部不雅的动作是（　　）。

A. 勾脚尖　　B. 双腿内收　　C. 双脚靠拢
D. 不乱抖动　　E. 小腿垂直于地面

3. 护士在抢救患者时，应采取的行姿是(　　)。
A. 行步　　B. 快行步　　C. 跑步　　D. 小跑步　　E. 快跑步

4. 蹲姿是护士常用姿势之一，下面哪种情况下不应采取蹲姿？(　　)
A. 在换衣间系鞋带　　B. 整理放物柜下层
C. 在患者正前方捡拾物品　　D. 为患者整理床头柜
E. 协助患者穿鞋

5. 下面对护士持病历夹姿势的描述中，不正确的一项是(　　)。
A. 用手掌握病历夹的边缘中部　B. 病历夹放在前臂内侧
C. 持物手靠近胸部　　D. 病历夹的上缘略内收
E. 病历夹封面向内

6. 护士推治疗车时，应位于手推车的(　　)。
A. 无护栏的一面　　B. 有护栏的左面
C. 有护栏的右面　　D. 无护栏的背面
E. 任意一面均可

二、A_2型选择题

7. 护士小李，早晨上班时在病区遇到较熟悉的患者，施鞠躬礼，应弯曲(　　)。
A. 15°　　B. 30°　　C. 45°　　D. 60°　　E. 90°

8. 护士小张，指引患者甲去做检查，同时乘坐有人管理的电梯时，应该(　　)。
A. 先进先出　　B. 后进后出　　C. 先进后出　　D. 后进先出　　E. 同进同出

三、A_3型选择题

护士小王身高 174 cm，原来和同伴在一起总是弯腰驼背以免高于他人，走路时膝关节叉开呈内"八"字形，工作后在病区内经常受到旁人在背后指指点点，认为她有失护士举止礼仪，为此，小王开始在下班后对自己的举止进行训练。(9～11 题共用题干)

9. 在基本站姿训练中的靠墙法中，她身体的哪些部位应当和墙壁紧密接触？(　　)
A. 后脑、肩和小腿　　B. 后脑、肩、臀、小腿和足跟
C. 后脑、臀和足跟　　D. 臀、小腿和足跟
E. 肩、臀和小腿

10. 基本站姿中有一个要领是"挺"，对于做到"挺"的要求描述不正确的是(　　)。
A. 头正　　B. 颈直　　C. 肩夹　　D. 背挺　　E. 肩展

11. 行走时，她挺胸收腹，两眼平视，双肩放平并稍微后展，那么她的脚步应该如何把握方向和落地顺序？(　　)
A. 脚尖向着正前方，脚跟先落地
B. 脚尖向着侧前方，脚跟先落地

C. 脚尖向着正前方，脚跟后落地

D. 脚尖向着侧前方，脚跟后落地

E. 脚尖向着正前方，全脚同时落地

技能训练

[内容] 举止礼仪的训练。

[目的要求]

(1) 熟悉举止礼仪。

(2) 掌握护士站立、端坐、行走、下蹲、行礼的动作要领。

(3) 让学生运用举止礼仪规范展示姿态美，使姿态端庄优雅。

[准备]

(1) 环境及用物准备：在四周墙壁装有镜子的形体训练场内，室内宽敞、清洁、安静、明亮，配备音乐播放设备、A4 纸若干张、木椅。

(2) 护生准备：

① 护生着装整齐，符合护士行为规范的要求。

② 课前复习护士行为举止的礼仪规范的内容和要求。

③ 课前分组，组长负责每位同学的训练内容和次数，确保每个项目保质保量完成。

[训练过程]

(1) 站姿的训练方法：

① 直立训练：五点一线法，后脑、双肩、臀部、小腿肚、脚跟五点呈一直线紧靠墙面，收腹，挺胸，提臀，双脚并拢，大腿夹紧，每天坚持 5～10 min。

② 顶书及夹纸训练：在头顶上平放一本书，双膝夹一张 A4 纸或一本非常薄的书，头正、颈直，保持头顶所放书的平衡、双膝所夹的纸或书不掉落。

③ 照镜训练：面对镜面，检查自己的站姿及整体形象，发现问题及时纠正。注意姿势要协调、自然、挺拔。

在基本站姿训练到位后，练习其他各种站姿。训练时最好配上轻松愉快的音乐，以调整心境，避免枯燥乏味和单调，这样既可减轻疲劳，又可提高练习兴趣。

(2) 坐姿训练方法：

从左侧走向座位，转身背对座位，右脚后退半步，待小腿触到座位边缘后，再轻轻坐下。着裙装的女士用手从身后向前捋平裙摆再坐下。坐下后女士上身挺直，下颌微收，颈项挺直，双肩放松，胸部挺起，上身与大腿、大腿与小腿、小腿与地面均成直角，只坐椅子的 1/2～2/3。女士双手相叠，自然放在大腿上。男士可双脚分开与肩等宽，双手分别置于两腿近膝部位。

基本坐姿需反复练习，关键在于上身要挺直，腿姿要优美，然后再练习其他各种坐姿。练习坐姿时最好是在形体训练场内进行，坐在镜子前对着镜子检查自己的坐姿，也可在教室或宿舍内进行，同学之间相互指导、纠正。训练时可配上舒缓、优美的音乐，以减轻疲劳感。

(3) 行姿训练方法:

① 练习腰腿力量:双手叉腰,正步出脚,脚背绷直,踮脚行走。

② 练习颈背挺直:头顶书本,按以上要求,但不踮脚行走。

③ 直线训练:两脚内缘的落点力求在一条直线上。

④ 行姿综合训练,各部位动作协调,最好配上节奏感较强的音乐,注意掌握走路的速度、节拍,达到轻步无声。

(4) 蹲姿训练方法:

在站姿的基础上,右脚稍后退约半步,单膝点地或双腿一高一低,两膝紧靠,左手捋平裙摆,身体下蹲,用右手或双手从正面或侧面拾取物品。

训练时,可两人一组相互检查,练习蹲姿。可结合所学的站、行、蹲姿进行连贯练习。

(5) 行礼训练方法:

行礼时以髋为轴,上身挺直,并随轴心运动向前倾斜,目光落在自己前方 1～2 m 处,双手交叠或相握,随身体的前倾而自然下垂。注意纠正行礼时低头含胸、弯腰驼背,或仰首观望、目光游移等不良姿态。并注意双手不可按在腹部或扶着双腿,否则有损行礼者的风度与形象。练习时,小组内成员相互行礼或集体训练行礼。可设定情景,以小组为单位,进行角色扮演。

(李玉荣　吕　婧)

项目五　护士言谈礼仪

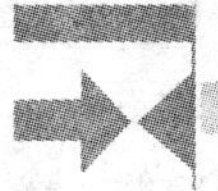

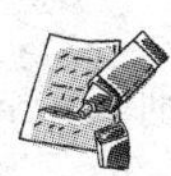

学习目标

1. 掌握护理工作中的言谈礼仪。
2. 熟悉言谈中的基本礼仪。
3. 了解言谈的基本特征。

项目描述

本项目主要介绍护理工作中的言谈礼仪，包括言谈的基本特征、言谈中的基本礼仪、言谈的艺术及技巧、护士的态势语言、护理工作中对护士语言的要求、护士日常规范用语。通过本项目的学习，让护生了解言谈礼仪的基本知识，为以后的工作做好准备。

案例引导

患者，女，56岁，出现腹痛，伴恶心、呕吐、发热，以急性阑尾炎收入院。入院后行保守治疗。

问题：

1. 如果你是责任护士，如何运用言谈礼仪接待这样一位新入院的患者？
2. 怎样运用规范的语言为其作入院介绍和保健指导？

语言是人类特有的沟通工具，是信息的第一载体。人们借助语言保存和传递人类文明的成果。语言是一种约定俗成的符号系统，是人类交流思想、表达情感的心理过程，是人际关系的纽带。

“言为心声”，言谈是人们运用语言表达思想、沟通信息、交流感情的重要方式，包括说话的内容、语气声态及说话时伴随的表情、动作等。它反映一个人的思想水平、知识修养、道德品质，也是礼仪形象的重要体现。

一、言谈的基本礼仪

（一）言谈的基本特征

一般来说，言谈具有以下五个特征。

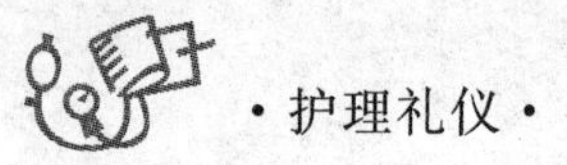

1. 内容多样

在言谈过程中,主题可以有一个,也可以有多个,但在交谈的过程中应做到有的放矢,使人有所收获。

2. 真实自然

交谈的内容应当真实,要言之有物,表达应合乎情理,且表现自然。不能为了追求效果而巧言令色或夸大其词。

3. 相互包容

在交谈中,要有容忍别人的雅量。不仅要自己说,也要留有机会让别人说,只有这样,交谈的双方才能有交流和互动,才能使交谈的气氛融洽。

4. 双向沟通

言谈的过程是一种双向或多向的活动,要求各方面都积极参与,不能只是单方面的"一言堂"。

5. 随机应变

在言谈的实际进行过程中,要求参与者见机行事,临场发挥,反应迅速。

(二) 言谈中的基本礼仪

1. 语言要文明

作为有文化、有知识、有修养的现代人,在言谈时,要使用文明优雅的语言。语言文明,不仅反映一个人的修养、素质,还能促进人与人之间的和谐相处,取得很好的沟通效果。在言谈中应多使用文明用语,不应使用粗话、脏话、怪话等。

2. 语言要礼貌

在言谈中使用礼貌用语,是博得他人理解与体谅的最简单、易行的做法。礼貌用语是指约定俗成的、表示谦虚恭敬的专门用语。首先,要做到不说脏话、不带口头语、没有语病。其次,不可粗俗,不可把日常生活中粗俗的语言用于工作及人际交往中。在日常生活中经常使用十字文明用语:您好,请,谢谢,对不起,再见。

3. 语言要准确

在言谈中,语言必须准确,否则不利于言谈双方进行交流。要做到语言的准确,必须注意以下几点:①发音要准确;②语速要适度;③口气要谦和;④内容要简明;⑤方言要少用;⑥外语要慎用。

(三) 言谈的艺术

(1) 注意语气:应使用耐心、委婉得体、轻松诙谐的语气。

(2) 掌握节奏:语速不可以太快,以患者能听到、听懂为准,对患者难理解的话要放慢速度,在必要的时候还可以保持沉默。

(3) 认真倾听:倾听时应注意什么话题是患者想避免的,何种情况下患者会转移话题。患者说话时,捕捉患者想要了解的信息。

(4) 适当提问:把握提问中的气氛、时间和效果。通过提问,从患者的回答中发现问题的实质,为下一步的护理诊断提供依据。

(5) 诚恳说服:在与患者进行交流沟通的同时,护士会发现患者很多的护理问题,而所有这些护理问题的解决,都需要通过护士的说服工作去完成。

(6) 热情鼓励:用自己的语言鼓励患者树立战胜疾病的信心,使其积极配合治疗和护理。对患者取得的进步要及时给予肯定和鼓励。

(四) 言谈的技巧

1. 语言规范

护理工作中要注意语言的规范性,这样才能更好地实施护理。

(1) 工作过程中,护士应做到语言清晰可辨,用词恰当,要让人听清、听懂,这样才能交流思想与情感。同时,语言要朴实,不要附加太多的定语与形容词,讲话尽量口语化,不要过于书面化。

(2) 语言交流应符合语法的要求,而且要有系统性与逻辑性。护士向医生或护士长报告工作、反映患者病情时,向患者作告知说明、健康教育时,向病者家属交代病情、沟通协调时,都应当把人物称谓、时间概念、空间关系及其间的联系说清,把一件事情的起始、经过、变化与结局讲明。

(3) 护理工作中应以普通话服务为主,一般情况下应避免使用方言,以免患者听不懂或听不清。不过,遇见普通话交谈困难的患者,适当使用方言可便于工作。因此,护士也应了解与学习工作所在地区的方言,以便减少交谈中的困难。

2. 选题恰当

语言中的主题,也称话题,是指双方交谈的中心内容。谈话时题材的选择是否恰当是关系沟通成败的决定性因素。俗话说:与君一席话,胜读十年书。恰当的谈话题材,能给人以启发和教育。而不恰当的谈话题材,会让人感到"话不投机半句多",兴趣全无。谈话的主题在某些时候宜少不宜多,应少而集中,这样才能使交谈顺利进行。如果话题过多、过散,则会使交谈者无所适从。在交谈的过程中还要注意以下几点。

(1) 选择既定的话题。既定的话题,就是交谈双方已经约定好的,或者是其中一方事先准备好的话题。它适用于正式的交谈,如征求意见、寻求帮助、传递信息、讨论问题、研究工作之类的交谈。

(2) 选择擅长的话题。擅长的话题是指交谈双方,尤其是交谈对象有兴趣、有研究、有可谈之处的话题。这样才能使交谈的双方都感到有兴趣,才会积极参与,热情配合,在谈话中产生共鸣。否则,会使对方感到无聊,使交谈无法正常进行。

(3) 选择轻松的话题。轻松的话题谈论起来令人感到轻松愉快、身心放松,不容易使人产生紧张情绪,会使交谈的气氛更融洽,如电影电视、美容美发、天气情况、休闲娱乐、旅游、名胜古迹、风土人情等,这类轻松的话题往往适用于非正式交谈。

(4) 选择高雅的话题。高雅的话题是指内容文明、优雅、脱俗、格调高的话题。例如,文学、艺术、绘画、哲学、历史、地理、建筑等,属于高雅的话题。它适用于各种类型的交谈,但要求交谈者对所涉及的领域要较为精通,千万不要不懂装懂,否则会对谈话起到相反的作用。

(5) 选择时尚的话题。时尚的话题是指以现阶段正在流行的事物或者人物作为谈论的话题,它适用于各种类型的交谈,要求谈论者把握住现阶段的流行趋势,在把握主题方面有一定的难度。

(6) 选择双方都感兴趣的话题。在谈话时选择双方都感兴趣的话题,这样才能使双方积极参与，在谈话中产生共鸣，能够加深谈话双方的了解和沟通。

3. 方法得当

（1）注意开场白技巧。嘘寒问暖的交谈方式很容易拉近与患者的距离，如“今天天气不好，要注意添加衣物，不要着凉了”。话虽不多，但能让患者感到温暖和身心愉快，让患者愿意敞开心扉，畅所欲言。因此，与患者首次交往的开场白是形成良好护患关系的基础，开场白示例见表 5-1。

表 5-1　开场白示例

开场白方式	举例说明
自我介绍式	您好，我是您的责任护士小刘，您今天刚入院吧？刚来会有些不适应，有什么要求尽管告诉我，我会尽力帮助您的
问候式	早上好，您今天感觉怎么样
关心式	今天气温有些下降，您要多加点衣服，别着凉了
夸赞式	您今天气色不错，看上去比前两天好多了
言他式	这束花真漂亮，一定是关心你的朋友送来的

（2）察言观色、细心聆听、巧妙询问。患者希望通过医护人员了解自己的病情，说话往往比较急切，要注意细心聆听，不要随便打断患者的诉说，还应安慰并引导患者说出有效的疾病信息，避免偏题。

（3）纠正话题和结束谈话的方法。当患者谈话不得要领、离题偏远时，应委婉的转变话题，不要突然打断患者的谈话，使患者产生不快。需要终止交谈时，要在患者的谈话告一段落时，告诉患者“该休息一会儿了，以后有机会再谈”。常见的交谈结束示例见表 5-2。

表 5-2　常见的交谈结束示例

结束方式	举例说明
道谢式	谢谢您的配合
关照式	明天要查血常规，早晨请不要吃早饭
道歉式	很抱歉，我现在必须离开，明天我们再接着谈好吗
祝颂式	与您聊天非常愉快，祝您身体健康
征询式	要是没有什么问题，今天就谈到这好吗
邀请式	今天的谈话很有意义，以后有空常来坐坐
友谊式	感谢您的指导，欢迎您多提宝贵意见

4. 掌握分寸

在语言交流过程中要掌握说话的分寸。在公共场所言谈举止应文明，说话声音不宜过大或过低，速度不宜过快。谈话中不能用手指着别人说话，或边说话边嚼口香糖，做手势时幅度不宜过大。要认真听人讲话，交谈时不东张西望、不随便插话，目光应注视对方。进入安静场合时脚步要轻，避免在公共场所咳嗽或发出很大的声音。不随意谈论别人隐私，不可在背后议论他人，不要搬弄是非，更不要出言不逊，强词夺理，揭人短处。

5. 善于赞美

美国前总统林肯曾说过:"人人都需要赞美,你我都不例外。"赞美是一门学问,护理人员应掌握好这门学问。在临床护理工作中,把握恰当的时机,给予恰如其分的赞美,往往能使护理工作顺利开展,得到患者的配合,而且还能收到"投桃报李"的效果。

例如,给儿童患者做注射治疗时,可以赞美说:"小朋友真勇敢,你看打针眼睛都不眨一下!"这样一说,儿童患者可能一下子就勇敢起来,不会哭闹了。对老年患者也一样,要不失时机的给予赞美,在协助其翻身时可以鼓励说:"这次我们配合得很好,坚持配合下去,您很快就可以出院了!"

6. 其他言谈技巧

(1) 委婉法:在交谈中,有时不宜直接陈述令对方不愉快、反感的事情,以免伤害别人的自尊心。在说法上应当含蓄、婉转,并留有余地,善解人意,这就是措辞委婉。委婉法,是运用迂回曲折的含蓄语言表达自己本意的方法,这样会令人更容易接受别人的批评或意见。例如,有一天朋友问:"我们明天一起出去玩好吗?"你可以这样回绝:"我们可以一起去图书馆。"如果患者在病房内吸烟,护士在劝阻时把"不能在病房内吸烟"可以委婉地说成"请到室外去,空气会更好些。"

(2) 幽默法:以诙谐、愉悦的方式来传播信息,是言谈礼仪的一种高级表现形式。幽默具有许多妙不可言的功能,幽默能活跃气氛,也能缓冲紧张的气氛,在交往中要善于利用幽默的语言。适度的幽默,既能礼貌周到、不伤人自尊,又发人深省、富有情趣。

(3) 暗示法:在人际交往中,有时因某种原因不能把某一信息表达得太清晰直白,需要对方从话中揣摩、体会里面所包含的真正含义。暗示法就是通过语言、行为把自己的意向传递给他人,并引起反应的方法。

二、护理工作中的言谈礼仪

言谈是护士在护理工作中使用的基本工作技巧之一,语言是心理治疗与心理护理的重要手段。若语言运用不当,既会导致心因性疾病,也会因此引发护患纠纷,给患者及医院造成不良影响。因此,护士必须重视语言的学习与修养。

(一) 护士语言应注意的原则

1. 礼貌原则

讲究礼貌是护士同患者谈话的最基本的态度,这不仅是自身文化修养的表现,也是尊重患者的表现,对患者说话时,要用体贴关怀的语言调节患者的情绪,多使用文明用语,"请"字当先,"谢"不离口,常说"对不起"。其次,要有称呼、有礼貌、有区别、有分寸,对患者可以用如"老王"、"老张"或"王师傅"、"张同志",有的人也可称其职务,比如"王处长"、"张老师",不能叫"多少床"或直呼其名。再次,要有谦恭的态度、文雅的举止、亲切的问候、善意的问询。如果没有良好的态度,对患者冷淡、怠慢、鄙薄、轻视,不但不能进行交流,而且也会使交谈失败,患者对你也不会信任。同患者说话,要讲究针对性、教育性、科学性、通俗性和艺术性。

(1) 接待、交谈时常用的用语:①欢迎您;②请您等一下;③让您久等了,对不起;

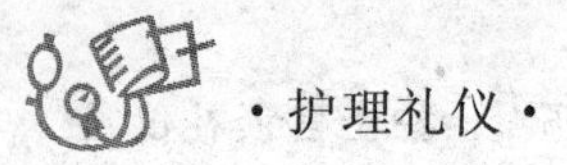

④实在抱歉;⑤没关系,谢谢您;⑥请您让一下;⑦请问您哪里不舒服;⑧请进,请问有什么事;⑨请问,有什么需要帮忙吗;⑩请不要急,慢慢说,有事我们好商量,我们会尽力帮您解决的。

(2) 常用称呼用语:①对象称呼,如先生、小姐、同志、师傅、老大爷、大妈、老伯、阿姨、小朋友等;②职务职业称呼,如经理、主任、老师等。

(3) 常用问候用语:①您好;②早上好;③下午好;④晚安;⑤节日快乐;⑥请多保重;⑦祝您早日康复。

(4) 常用询问患者用语:①您好,请坐,您哪里不舒服;②您以前可否有过××病史;③您以前对××药物有过敏史吗;④您以前在其他医院做过什么检查;⑤检查结果让我看看好吗;⑥您的病需要住院治疗,您的意见如何;⑦您在治疗上还有什么要求,请您或家属与我们联系。

2. 规范性原则

护士用语的规范性是指护士在为患者提供指导和咨询时,不宜随心所欲、信口开河,而应使用统一制定的规范化语言,使患者在接受信息时能够准确理解和掌握。首先,语义应准确,表词达意,合乎语法要求,尽量应用通俗易懂的语言,避免使用患者听不懂的医学术语。其次,语音要清晰,语调适中、语气温和。交流中以普通话为主,也要努力掌握当地方言,以适合不同的对象,排除和减少交谈中的障碍。

3. 情感性原则

语言是沟通护患之间情感的桥梁,护士应将对患者的关怀、爱心、同情心及真诚相助的情感融化在语言中,即说话和气、亲切,切不可把自己不愉快的情绪带到工作中而迁怒于患者。护士一进入工作状态,就应激发自己的情感,使之处于愉快而冷静的心境中,这样才能产生同情患者、信任患者、尊重患者的情感与情绪。护士切不可把个人生活中的不愉快心境带到工作中来,向患者迁怒或发泄。另外,护士说话的声音要轻、语言要温和、语速要慢,可以适当配合一些手势和表情,如亲切温和的微笑、关注同情的目光等,让患者更容易接受。

4. 保密性原则

在护理工作中,护士应十分重视、尊重和保护患者的权利。护士必须尊重患者的隐私权,对患者的隐私以及其他不愿意让别人知道的所有个人资料加以保密,涉及党政军高级干部的病情更要绝对保密。护士在同患者交谈时必须注意语言的保密性,不该自己去告知患者的事情,切不可去好心转告,特别是患者的重要缺陷和隐私,切不可当做新闻到处传播。一般情况下,护士要实事求是地向患者告知与病情和治疗有关的信息,但有些情况患者知道后可能会带来精神上的压力,尤其对癌症的确诊、重大诊治措施的决定等,护士应选择时机,委婉、含蓄地加以说明。

(二) 护士语言的要求

语言是护士与患者进行信息传递和思想情感交流的重要工具,它像一面镜子,能够在护理工作中反映出护士的思想、道德、文化修养和情操。护理用语一定要注意语言的规范性、艺术性、情感性,并符合道德规范。护士在与患者谈话的过程中,要善于使用美好的语言,禁止使用有伤害性的语言。护士对患者要有同情心,语言温和,并配合适当的手势和表情，这可显示出护士的礼仪修养。

希波克拉底曾说过："医生可以利用两种东西治疗疾病，一是药物，二是语言。"作为医疗服务的一个环节，护理工作在治疗过程中起着重要的作用，护理人员在直接面对患者时使用的语言也具有特殊的意义。常言道，"良言一句三冬暖，恶语伤人六月寒"。护士使用语言与患者交流思想、感情，用语言给患者以安慰、启发，用语言把知识和感情传递给患者，同时又通过语言从患者那里得到信息。具体来讲，护士的语言应具有礼貌性、保护性、解释性、安慰性等。

1. 礼貌性语言

礼貌性语言是护士与患者满意沟通的前提，也是各行各业都在提倡的语言。使用时要注意：一是尊称、敬语；二是应使用带有亲切、赞许、尊敬、商量色彩的词和运用委婉语。如交谈中使用的礼貌语言，"您好"、"谢谢"、"打扰了"、"对不起"等，都使人感到亲切、融洽。

2. 保护性语言

能使患者避免不良刺激的语言为保护性语言。它是实行保护性医疗的一个重要组成部分。这是由护理工作的基本职责所决定的，对患者的隐私要保密。

3. 解释性语言

对患者、家属提出的医疗和护理问题进行解释。患者多较敏感，说者无心，听者有意，容易造成误解、误会，因此，讲话要慎重、恰当、适度。

4. 安慰性语言

能使患者的不安或消极的情绪稳定下来，针对患者及其家属的恐惧、疑虑、悲观、急躁等心理进行安慰，是护士语言在心理活动中独特作用的体现。

5. 禁用刺激性语言和命令式语言

在护理过程中，刺激性语言和命令式语言是导致护患矛盾的主要原因。可使患者产生一种对抗心理，不能很好配合，且影响治疗效果。因此，我们要坚决禁用刺激性语言和命令式语言，要用热情的态度，多鼓励、多劝解，使患者积极配合治疗，尽早痊愈。

总之，语言是护患沟通的重要工具，在临床护理工作中，只有巧妙地、灵活地运用语言技巧，将有声语言和无声语言有机结合，才能达到最佳的沟通目的，并建立良好的护患关系，使患者早日康复。

（三）护士的态势语言

在临床护理中，护患之间传递信息，除了依赖有声语言这种手段外，护士也可运用无声语言即态势语言代替语言进行信息交流。态势语言是人们通过自己的仪表、姿态、神情、动作等来表达思想感情、传递信息的一种重要的交流工具。态势语言主要包括表情、眼神、手势、身姿、距离等内容。恰当的态势语言能使患者对护士产生信任，从而形成良好的护患关系，对患者的心理也能起到良好的调节作用，以达到治疗疾病的效果。

态势语言能有效地配合有声语言传递信息，能起到补充和强化有声语言的作用，运用得好不仅可以加强有声语言的表达效果，甚至还能起到有声语言不能起到的作用。

1. 面部表情

面部表情是指人们在社交中,由外部环境和内心机制的双重作用而引起的脸、口、眉、鼻子的变化,从而实现表情达意、感染他人的一种信息手段。有人说:“脸是心灵的镜子。”当人的面部肌肉上挑即表示情绪激奋、喜悦。面部肌肉不动、下拉即表示情绪呆板、沉郁或愤怒。在护理工作中,表情的流露应和蔼可亲、乐观向上,具有较强的感染力。一张热情、友好、和蔼可亲的面孔会缩短护士与患者间的距离。护士面带微笑能给患者营造一种亲密无间的气氛,会使患者感到欣慰。例如,当清晨患者刚从睡梦中醒来时,面带微笑的护士来到床前亲切的问一声“早上好”、“晚上睡得好吗”,可以消除患者对护士的陌生感。把微笑送给患者,使患者树立战胜疾病的信心。进行治疗、护理时,表情应严肃、神情专注,以表明自己对工作是认真负责的。面部表情是仅次于语言的一种交际手段,而在千变万化的表情中,目光和微笑的运用是至关重要的。

2. 眼神

人们常说:“眼睛是心灵的窗户。”人们内心深处的东西都可以通过这个窗户折射出来,因而它最能倾诉情感,沟通心灵。眼神的千变万化,表达着人们丰富多彩的内心世界。护士在护理工作中必须注意巧妙地运用眼神的表达来增强说话的感染力,增进与患者之间的感情交流。护理人员温和的眼神可使新入院的患者消除焦虑,增加对护士的信任感。护士与患者的目光接触可以产生很多积极的效应。如护士的眼神可以给恐慌的患者带去安全感,可以使孤独的患者得到温暖,可以帮助沮丧的患者重建自信,可以给自卑的患者带去尊重。此时的眼神成了打开患者心扉的钥匙,使双方的心灵得到沟通(图 5-1)。

3. 手势

手势又称手姿,是指人的两只手及手臂所做的动作。在护理工作中,护士经常用手势来配合语言进行有效的沟通,同时在护理工作中,也会使用手进行各种护理操作,如用手持物、端治疗盘(图 5-2)、推治疗车等。因此,护士应把握并运用好正确的手

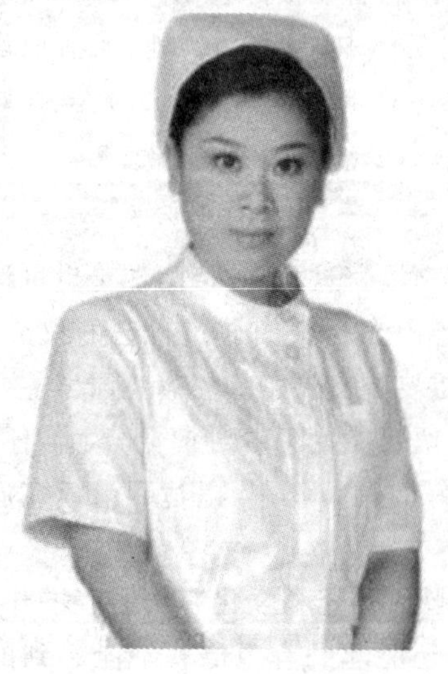

图 5-1　护士的眼神

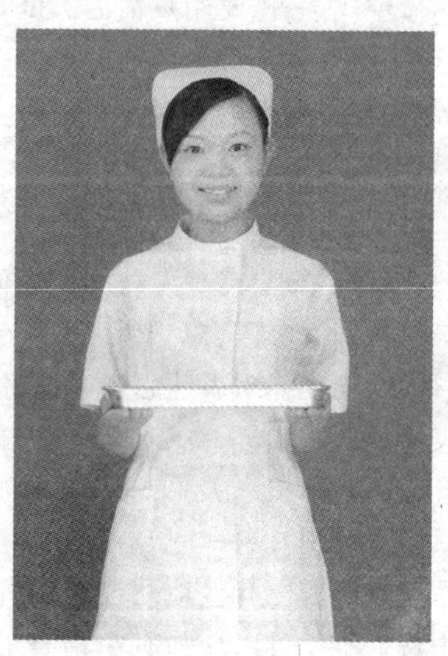

图 5-2　端治疗盘

势，更好地体现出护理工作的艺术美。护士最基本的手势有两种：一是双手自然下垂，掌心向内相握于腹前；二是双手伸直下垂，掌心向内分别贴放于大腿两侧，多用于站立之时。

知识链接

不同国家有趣的手势

(1) 竖起大拇指，其余四指蜷曲：在中国，表示“赞赏”之意；在日本，则用大拇指表示“老爷子”；在英国，是拦路要求搭车的意思；在希腊，意指“混蛋”；在意大利，表示数字“1”；在网络语言中，则表示“顶”。

(2) “OK”手势，在美国，这个手势表示“赞扬和允诺”之意；在印度，表示“正确”；在泰国，表示“没问题”；在日本、缅甸、韩国，表示“金钱”；在法国，表示“微不足道”或“一钱不值”；在巴西、希腊和意大利的撒丁岛，这是一种令人厌恶的污秽手势。

(3) “V”字形手势：掌心向外，在中国表示数字“2”，在英国、美国、非洲多表示“胜利”；掌心向内，在西欧各国表示侮辱、下贱。

(四) 护士日常规范用语

护士在繁忙的工作中，有时易疏忽礼貌用语，从而引起护患之间的矛盾纠纷。因此要加强礼貌用语方面的学习，减少因语言引起的矛盾纠纷。

在肿瘤病房工作5年多的张护士对自己由于“话”没有说好而引起的医患纠纷至今记忆犹新。一位患晚期肝脏肿瘤的患者化疗一个疗程后，准备出院了。张护士和患者家属一直相处得不错，可临别时一句“出院后要好好休息，欢迎你们再来”激怒了患者。“再来”对一个患肝脏肿瘤的患者来说意味着什么？患者最后为这一句话还闹到了院长那里。护理工作是与人打交道，护士的服务对象是患者，护士的语言与患者的心理变化息息相关，因此护士在工作中要应用日常规范用语，避免护患矛盾。护士常用的日常规范用语如下。

(1)“您好，请坐，请问您哪里不舒服？”

(2)“对不起，请其他患者和家属在外等候，老年患者可留一位家属陪同，谢谢合作。”

(3)“请您不要着急，医生马上就来。”

(4)“您好！请问您哪里不舒服？我现在给您测血压，请您稍等片刻，我马上叫医生过来。”

(5)“我为您做检查，请解开衣服，不要紧张，有什么不舒服请告诉我。”

(6)“请坐，我马上给您治疗。”

(7)“请您别紧张，这药注射会有点痛，我会推注得慢一点。”

(8)“注射后如有不适，请告诉我。”

(9)“请不要担心，您很快会好起来的。”

(10)“请您在此取号，然后坐下稍稍等待一会儿，当通知您时请去相应窗口抽血。”

(11)“您现在可以吃一些食品，2 h后再来检查餐后血糖。”

(12)“您好！根据您的病情需要住院治疗，我们已经为您联系了住院的床位。现在我带您去办入院手续，然后送您到病区。”

(13)“您好！您的病情需要在观察室观察一段时间，等病情稳定后才可以离开，现在我带您到病床。”

(14)“您好！我是您的主管护士×××，我来给您介绍一下我们病区的情况。”

(15)“您好！请随我来，这是安排给您的床位。”

(16)“您好！这里有呼叫器，我们会经常来巡视病房，如果有事请您按呼叫器通知我。”

(17)“您的病情已经稳定，您可以出院了，请到住院处办理出院手续，办完后告诉我们。”

(18)“您好！祝贺您康复出院，回家后请按时服药，注意饮食调理，多休息，慢走。”

重点提示

1. 言谈的基本礼仪包括语言要文明、语言要礼貌、语言要准确。

2. 护士语言应注意的原则有礼貌原则、规范性原则、情感性原则、保密性原则。

3. 护士的态势语言包括面部表情、眼神和手势。

能力检测

一、A_1型题选择题

1. 下列不属于言谈的基本特征的是(　　)。

A. 内容简单　B. 真实自然　C. 相互包容　D. 双向沟通　E. 随机应变

2. 下列不属于护理语言应注意的原则的是(　　)。

A. 礼貌性原则　B. 规范性原则　C. 情感性原则　D. 保密性原则　E. 宽容性原则

二、简答题

1. 常用的言谈技巧有哪些？

(杨　晴)

项目六　护士交往礼仪

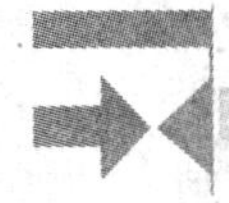

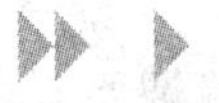

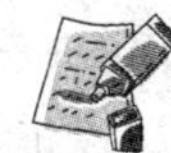

学习目标

1. 掌握日常交往中合理称谓及正确的介绍方法。
2. 掌握护理工作中的交往礼仪。
3. 熟悉校园不同场合的礼仪要求。
4. 了解其他日常交往礼仪。

项目描述

本项目主要介绍护士在日常生活中的交往礼仪与护际交往礼仪，学会称谓礼仪、介绍礼仪、通讯礼仪、文书礼仪、迎送礼仪、馈赠礼仪、学校礼仪、护际交往礼仪、护患交往礼仪。通过本项目的学习，让护生掌握护理工作中的交往礼仪并应用于临床实践。

案例引导

某医院外科3病室共住三位患者，分别是：7床，李雯静，女，30岁，教师；8床，王小莉，女，18岁，中学生，新入院患者；9床，赵兴，女，70岁，离休干部。负责这三位患者的主治医师：高立，男，29岁。

如果你是病室责任护士：

1. 应如何称呼他们？
2. 如何对王小莉进行自我介绍并将她介绍给同室病友？
3. 如何将主治医师介绍给王小莉？

一、日常交往礼仪

日常交往礼仪是人们在工作和生活中所应遵循的行为规范。每个人生活在社会中，均需与他人进行交往，而良好的人际交往总是先从规范的交往礼仪开始。只有依据礼仪规范开展日常交往，才能让人们接受、重视和赞同，达到借助有效的社会交往促进自己生存和发展的目的。

（一）称谓礼仪与介绍礼仪

在日常交往中，双方见面首先要有适当的称谓并进行彼此之间的介绍。适当、准确的称谓能向对方表示尊敬，落落大方的介绍能赢得对方的好感，同时又能显示出介

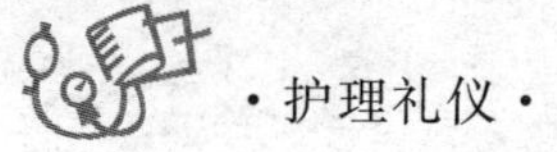

绍者良好的交际风度和交往品质。这些都是日常交往礼仪中的重要环节。

1. 称谓礼仪

称谓，也叫称呼，是人们在日常交往应酬中彼此之间的称呼语。心理学研究结果表明，人们对别人如何称呼自己都是十分敏感的。一种礼貌悦耳、亲切友好的称谓，可以很快地与对方产生心理上的共鸣，交际就会变得顺利起来。反之，如果称谓使用不当，彼此之间的心理距离就会拉大，妨碍进一步交际。

(1) 称谓的一般性规则：首先，称谓要遵守常规，所谓遵守常规是指称谓要符合民族、文化、传统及风俗习惯等。如中国人对父母不能直呼其名，以表示对父母尊重，而在欧美国家，崇尚人与人之间的平等与个性，所以孩子直呼父母的名字就很正常。其次，称谓要区分具体场合，在不同的场合应使用不同的称谓，如在正式的场合就不宜使用昵称。再次，在使用称谓时要考虑入乡随俗。我国是一个地域辽阔、人口众多的多民族国家，由于习俗不一样，称谓往往也不一样。最后，称谓还要尊重个人习惯。

(2) 国际通用的称谓方式：在一般的社交场合，常用的称谓有以下四种。①行政职务称谓：即官衔，常在较为正式的官方活动中使用，如邱部长、郑厅长、李董事长。②职业称谓：可在不清楚对方具体职务、职称时使用，如警察先生、护士小姐、解放军叔叔等。③专业技术职称称谓：如周教授、刘工程师等。④泛尊称：对社会各界人士在较为广泛的社交中都可以使用的表示尊重的称谓，比如，称未婚的女子为小姐，称已婚的女士为太太、夫人，称男士为先生。此外，还有其他一些称谓也比较常用，如在关系比较密切的人们之间，称年长的女性为阿姨，称年长的男性为叔叔等，这并不意味着他就一定是你亲阿姨或亲叔叔。亲人之间还可以有各种各样的爱称或昵称，如老爸、老妈等。

(3) 不恰当的称谓：在人际交往中不恰当的称谓主要有以下几种。①替代性称谓：就是用其他语言符号来替代常规性称谓，如在某些服务行业，用编号来称呼顾客，“八号”、“下一个”，医院里以患者的病床号来称呼患者等，这些都是很不礼貌的行为。②使用不通行的称谓：有些称谓具有一定的地方性，如北京人爱称人为“师傅”，山东人爱称人为“伙计”，可是，在南方人听来，“师傅”相当于“出家人”，“伙计”好比“打工仔”。再如我们很常用的一个称谓是称对方为“同志”，但这个称谓在一些国家和地区则表示另一种特殊的意思，即同性恋关系。③不适当的简称：简称有时是必要的，但使用不适当就容易带来麻烦。比如李局长称李局，张总经理称张总，但称马校长为马校就不合适了。此外，在称呼他人时还要忌用绰号和避免误读而造成误会。如将仇(qiú)读成仇(chóu)。

2. 介绍礼仪

介绍是人际交往中与他人进行沟通、增进了解、建立联系的一种最基本、最常规的方式。它是通过自己主动沟通或者通过第三者沟通，从而使交往双方彼此认识、建立联系的一种社交方法。正确地应用介绍礼仪，不仅可以扩大自己的交际圈，广交朋友，而且有助于自我宣传、自我展示，并在交往中消除误会、减少麻烦。

在社交场合中，介绍有多种形式。如按介绍者主体来区分，有自我介绍和他人介绍；按被介绍的人数来区分，有集体介绍和个别介绍；按被介绍者的地位、层次来区分，有重点介绍和一般介绍；按被介绍对象的性质和介绍采取的形式来区分，有商业介绍、社交介绍和家庭成员介绍等。

(1) 自我介绍:自我介绍是指在介绍中自己是主角,自己向别人说明自己的情况。

1)自我介绍的形式:根据介绍内容的不同,可分为以下几种。①应酬式:适用于一般的社交场合,对介绍者而言,对方属于泛泛之交,或早已认识,但为了确认身份而介绍,内容通常只说姓名而不涉及其他更多的个人资料。例如,“您好,我叫李明”。②工作式:适用于工作场合,这种介绍往往需要说明工作单位、担任的职务或从事的具体工作、姓名。例如,“你好!我叫杨柳,是某某医院护理部主任。”③社交式:适用于非公务活动及私人聚会,这种自我介绍往往是为了与交往对象进一步沟通和交流,拉近彼此间的距离,找寻彼此之间关系的共同点。例如,“你好!我叫王璐,现在某医院工作,我是某某学校毕业的学生,咱们是校友,对吗?”④礼仪式:适用于讲座、报告、演出等一些正规而隆重的场合,介绍的内容包括姓名、单位、职务等,还应加上一些谦词或敬语,以示礼待对方。例如,“各位来宾,大家好!我叫苏三,是某公司的总经理,我代表公司全体员工欢迎大家参加本公司的周年庆典活动,谢谢大家的支持!”

2)自我介绍的注意事项:主要有以下几项。①介绍内容要真实、准确。没有必要过分谦虚,一味贬低自己去讨好别人,也不要夸大其词,自吹自擂,否则得不偿失。②态度要得体。不管是进行自我介绍还是介绍别人,都要落落大方、和蔼可亲、充满信心,既不要畏首畏尾,又不要轻浮夸张、矫揉造作。③注意时间,言简意赅。一般情况下,介绍时间以 30 s 为佳,如无特殊情况最好不要超过 1 min,不宜在介绍时东扯西拉,借题发挥,滔滔不绝。此举对自己而言是失态,对对方而言是失敬。为节约时间,在进行自我介绍时还可递上名片,从而加深印象。

(2) 他人介绍:他人介绍又名替他人介绍,即在人际交往中自己作为第三者为互不认识的双方作介绍。

1) 介绍的顺序:准确把握交往场合中的介绍顺序是非常必要的。在介绍的过程中,要遵守“尊者优先”这一国际公认的规则。为他人作介绍的先后顺序:先向年长者介绍年轻者;先向身份高者介绍身份低者;先向主人介绍客人;先向女士介绍男士。但在朋友众多的场合,要介绍大家相互认识, 般是按次序由左至右或由右至左依次介绍,使大家处于平等的地位。当然,如果有地位较高或年龄较长的人士在场,则应该先把大家一一介绍给地位高者或年长者,以表示对他们的尊重。

2) 介绍的正确姿势:为他人作介绍时,应站立于被介绍者的身旁,身体上部略倾向于被介绍者,伸出靠近被介绍者一侧的胳膊并向外微伸,上臂与前臂形成弧形平举,摊开手掌,手心向上,拇指与其余四指分开,四指并拢,指向被介绍者,眼神要随着手势转向被介绍者,并向另一方点头微笑。介绍时,除长者、女士外,一般应站立,但当在宴会桌、会谈桌边上时也可不站立,这时,被介绍者可略欠身微笑点头、有所表示即可。经介绍后,要牢记被介绍双方的姓名及工作单位等,否则便是最大的失礼。

3)介绍的称谓:准确而恰当地称呼被介绍者,往往能使人产生愉悦、满足的心理感受,同时,还能显示出介绍者的礼仪修养。一般而言,在隆重场合,不能只称呼双方姓名,而应加上称谓,同时还要使用敬辞以示礼貌,如“这位是刘美丽小姐”、“这位是张亮平先生”。如果是熟悉的朋友聚会,可去掉称谓和敬辞,直接用手势介绍,说“某某,某某某”。如果介绍的是自己的亲属,一般先介绍亲属关系,如太太、堂姐、侄子等,然后说出姓名。

4)介绍的内容:介绍的内容常常根据交际的场合、情景及交往目的不同而有所侧重。对于比较正规的工作式介绍,介绍的内容应以对方的姓名、单位、职务、部门为主。例如,“我来给两位介绍一下,这位是甲医院手术室的护士长李琴,这位是乙医院护理部陈芳主任”。而对于社交式或应酬式的介绍,内容则可以简单一些,只介绍名字即可。例如,“我来介绍一下,这位是小王,这位是小邱,你们来认识一下吧”。

(二) 电话礼仪与文书礼仪

在现代社会交往中,各种通信工具层出不穷,为人们获取信息、传递信息、利用信息提供了越来越多的选择。所谓通信,是指人们借用一定的工具,来进行信息的传递和情感的沟通。由于不是面对面的即时交往,因而其对礼仪的要求就更不容忽视。

1. 电话礼仪

在日常生活和交往中,电话已经成为人们不可或缺的通讯工具。所谓电话形象,即人们在通电话的整个过程之中的语言、声调、内容、表情、态度、时间等的集合。它能够真实地体现出个人的素质、待人接物的态度乃至通话者所在单位的整体水平,因此电话礼仪不容轻视。电话礼仪主要涉及拨打电话的礼仪和接听电话的礼仪。

(1) 拨打电话礼仪:要做到礼貌得体地拨打电话,应注意以下几点。①时间的选择。公务电话,应当公事公办,最好在上班时间打。双方约定的通话时间,轻易不要更改。一般来说,通话应选择在周一至周五,而不应在周末。因紧急事情打电话到别人家里去,通话之初先要为此说声“对不起”,而且尽量不要在对方用餐、睡觉、过节时打电话。在国际交往中,欧美国家和我们国家存在时差,打电话就要注意应尽可能避开对方晚上休息的时间。②通话的时间长度。一般而言,每次通话时间不要超过3 min,也就是国际上统称的“通话三分钟原则”。若无重要的事情,打电话的基本礼仪是长话短说、废话少说、没话别说。③通话内容规范。电话接通后首先应向对方问候“您好”,然后介绍自己的姓名、工作单位,说明打电话所为何事。挂电话之前,要有道别语。④注意通话时的语气态度。声音应清晰而柔和,吐字应准确,句子应简短,语速应适中,语气应亲切、和谐、自然。不要在打电话时被自己的情绪所左右,要么亢奋激动,要么情绪低沉、说话断断续续。如果在通话的过程中电话掉线了,拨打者要主动拨过去并予以说明。

(2) 接听电话礼仪:要做到礼貌得体地接听电话,应注意以下几点。①接听电话要及时。一般电话铃声响两三声时接听是比较合适的。如果此时没空,过了许久才接电话,也应该说声“让您久等了”表示一下歉意,这是最起码的礼节。②主动报上姓名。通常,私人电话接听时要自报姓名,但如是工作电话,在拿起听筒后,除口齿清晰地说“您好”外,还要说出自己的单位名称和部门名称,如“这里是某某公司某某部门”、“这里是某某医院某某科”。③必要时要做好记录。对于一些重要的电话,为避免遗忘,通常需要做好记录。记录时要明确几项内容,即拨打者是谁、什么单位、电话号码是什么、需不需要回复、回复电话是什么、需要什么时间回复、接听电话时间以及通话内容的要点。关键信息在接听电话之后最好再向对方重复一下以确保正确。复述之后,还应附加一句“我会把您交代的事情转告给当事人”,以使对方放心。④位高者先挂机。

当通话结束时，通常是地位高的人先挂机，若两人地位相等时，主叫先挂机。即和上级、长辈通电话，上级、长辈先挂机；客人来电话时，客人先挂机。

(3) 手机使用礼仪：随着通信技术的不断发展，手机的应用越来越普遍。使用手机时，除了要遵守固定电话礼节外，还要注意以下几点。①使用手机时不要影响和妨碍他人，如上课、开会、看电影、听音乐会的时候，手机要调为振动状态，必要时要关机。当和重要交谈对象谈话时，如客户、合作伙伴等，不妨当面关机，以表示对对方的尊重。②在禁用手机的场合，如医院里、飞机上等，不要拨打及接听手机。③手机的放置要妥当。手机在未使用时，最正规的位置是放在随身携带的手袋或公文包里，而放在衣服口袋里、挂在脖子上、别在腰间的做法在正式的社交场合均显得不太得体。

2. 文书礼仪

文书的记录是护理人员的一项重要工作。护理文书是护理人员对患者的病情观察和实施护理措施的原始文字记录，不仅为医疗、护理、教学、科研提供宝贵资料，同时也是处理医疗纠纷的法律证据。因此，护理文书的书写必须规范，并要保存妥当。书写护理文书时应注意以下几点。

(1) 护理文书的内容必须客观、真实，内容简明扼要，不可主观臆断。

(2) 护理文书一律使用蓝、红笔书写。一般白班时用蓝笔书写，夜班时用红笔书写。

(3) 护理文书书写应当文字工整，字迹清晰，表述准确，语句通顺，标点正确。书写过程中出现错字时，应当在错字上用双线画线，在画线的错字上方签全名，应保持原记录清晰可辨，不得采用刮、粘、涂等方法掩盖或去除原来的字迹。

(4) 护理文书应当使用中文和医学术语或中医术语。通用的外文缩写，无正式译名的症状、体征、疾病名称等可以使用外文。

(5) 护理文书应当按照规定的内容书写，并由相应的护士签名。实习护士、试用期护士书写的病历，应当经本科室执业护士审阅、修改、注明日期并签全名。

(6) 因抢救危重患者，未能及时书写记录时，当班护士应在抢救后 6 h 内据实补记，并注明抢救完成的时间及补记的时间。

(7) 记录时日期用公历年，时间用北京时间(如日期 2007.6.17，时间 8 am、4 pm、0 am)。文书中使用的计量单位一律采用中华人民共和国法定的计量单位，如米(m)、厘米(cm)、毫米(mm)、微米(μm)、升(L)、毫升(mL)、千克(kg)、克(g)、毫克(mg)、微克(μg)。

(三) 迎送礼仪与馈赠礼仪

在社会交往中，迎来送往与馈赠是人际交往中不可缺少的重要内容，也是护理工作中日常进行的实践活动之一。它不仅能显示出护理人员的热情，赢得患者的尊重与理解，还能创造出有利于护理人员开展工作的良好氛围。

1. 迎送礼仪

迎客和送客是日常交往中的重要环节。一个热情而友善的迎送，能让来访者高兴而来，满意而去，给其留下美好的回忆。

办公室不仅是单位的工作场所，也是重要的接待场所。接待工作水平的高低能够直接反映工作单位的整体形象，展示出接待人员的素质和能力，同时对于推动工作的开展也具有十分重要的意义。因此，在办公室接待中应注意以下几点。

(1) 环境优美。进入办公室首先映入眼帘的是环境。优美的环境可反映出工作人员的兴趣爱好及文化修养，还能反映出办公室工作人员的工作作风。办公室应保持空气清新，光线明亮，干净整洁，优雅舒适，并及时补充茶、水等，以方便来访者。

(2) 尊重客人。对来访客人，要热情相迎，亲切招呼。礼貌示意客人坐上座，自己在旁边陪同。上茶时应用双手递出，手指不要搭在茶杯上，也不要让茶杯撞到客人手上。倒茶时要讲究"茶七酒八"的规矩，不要太满，用什么茶叶可事先征求客人的意见。客主双方在交谈时，办公室接待人员应不时为客人续茶。

(3) 礼貌待客。接待来访者和客人时，应以接待敬语开头，若是比较熟悉的来访者，可以使用有规则的客套话。

(4) 热情相送。客人告辞时，主人一般应婉言相留。客人要走时，应等客人起身后，再起身相送，不可客人一说要走，主人就立刻站起来。如果客人还需要到其他场所去，应详细告知其地点，必要时用电话事先为客人联系。送客时应主动与客人握手送别。根据来访者的身份、地位和背景等的不同，决定送至办公室门口或是大楼门口等。

2. 馈赠礼仪

"千里送鹅毛，礼轻情义重"，"投我以桃，报之以李"。在人际交往中，人们通常喜欢相互馈赠礼品来联络感情、加深友谊、促进交往，同时还能表现馈赠者的人品和诚意。因此，馈赠礼仪也越来越受到人们的重视。

(1) 礼品的选择：馈赠的礼品既要很好地表达赠送者的真情实意，又不能增加收礼者的思想负担或给其带来不愉快，所以赠送的礼品应该精心挑选。总的说来，礼品的选择应遵循以下几个原则。

① 纪念性：在绝大多数情况下，赠送的礼品要突出纪念意义，而不应过分强调价格。

② 独特性：具有个性的礼品往往更乐于被人接受，避免送"千人一面"的礼品。

③ 时尚性：选择礼品时，要注意符合时尚，不要选择过时落伍的礼品，以免让人感觉是搪塞应付之举，而且还有对受赠者的轻视之嫌。

④ 便携性：对外地的客人、老年的客人及体弱的客人，要注意礼品的便携性，易碎的、沉重的、不容易携带的最好不选择。

⑤ 尊重习俗和禁忌：由于各地习俗不尽相同，个人喜好不同，赠礼缘由各异，因而礼品的选择也不尽相同。例如：意大利人忌讳送手帕，因为手帕是亲人离别时擦眼泪的不祥之物；法国男士若向女士赠送香水会显得过分亲密，而餐具(如刀、叉等)则意味着双方断绝关系；日本人忌讳绿色；中国香港地区的人们青睐红木制作的小型棺材摆件，寓意为"升官发财"，但是这在其他地区的人看来是无法接受的。

⑥ 价值适宜：赠礼不在于价值轻重，而在于诚意。过于昂贵的礼品可造成经济压力，增加收礼方的思想负担。

(2) 赠送的要素：赠送的要素即"六 W"原则，即送给谁(who)、为什么送(why)、送什么(what)、如何送(how)、何时送(when)、何地送(where)。

① 送给谁(who)：这是馈赠礼品时首要考虑的问题。中国自古有言："宝刀赠壮

士，红粉送佳人。”赠送时应根据赠送对象的年龄、性别、需要、兴趣、品味及彼此间的关系等因素选择礼品。例如：送给外宾，突出特色；送给老人，突出实用；送给小孩，突出益智。

② 为什么送（why）：馈赠礼品一定要有明确的目的，可以是探视患者、庆祝生日、恭贺新禧、酬谢他人、亲友远行、拜访作客、还礼等。若目的不明确，易使对方感到莫名其妙。

③ 送什么（what）：馈赠礼品还要考虑赠送对象的需要或兴趣爱好和习俗，应精心挑选，投其所好，避其忌讳。

④ 如何送（how）：馈赠礼品的形式通常有三种，即当面赠送、邮寄赠送、托人赠送。

⑤ 何时送（when）：馈赠礼品应讲究合适的时机。人们常常选择如下时机，如道喜、祝贺、道谢、鼓励、慰问及纪念之时。要注意不应当着外人送礼，也不宜事后补礼。

⑥ 何地送（where）：在公务交往中，赠送礼品应当在工作地点或交往地点；在私人交往中，赠送礼品应当在家中。

（3）赠送礼品时的注意事项：

① 说明赠送缘由：在赠送礼品时，应告诉对方送礼的缘由，如为祝贺对方新婚快乐、喜得贵子或是乔迁之喜等。

② 对礼品予以适当说明：当你送的礼品比较新颖时，有必要向对方说明礼品的产地、特征、用法、功能，让对方更好地了解和使用。

③ 精美包装：精美的包装不仅能显现出赠礼人的文化修养和艺术品位，而且能使礼品产生一种神秘感，引起受礼人的兴趣。既有利于交往，又令双方愉悦。

④ 表现大方：赠送礼品时，神态要自然，举止要大方，态度要适当。不要手足无措，像做了亏心事似的。赠送礼品，通常是为了表达自己的心意，所以应当泰然自若。

知识链接

鲜花，是一种高雅的礼品，是美好、吉祥、友好、幸福的象征。通过馈赠鲜花，可以表达微妙的感情和心愿。在西方国家，不同的鲜花，代表的意义不同，如玫瑰代表优美，白百合花代表纯洁等。

（四）学校礼仪

进入21世纪，我国市场经济的改革正向纵深发展，社会需要高素质人才。素质，是底蕴，是内涵，只有高素质，才能转化为高能力。因此，作为一名青年学生，不仅要在学校学好科学文化知识，还应成为有理想、有道德、讲文明、懂礼貌的一代新青年，使自己适应市场经济的发展，在激烈的竞争中脱颖而出。围绕这一目标，学校应建立一套完整的礼仪规范，让学生们认真的学习礼仪知识，接受礼仪训练，养成良好的习惯，并形成自觉的行为，使之成为有教养、有风度、有魅力的青年，从而实现自己的人生价值。

1. 学校礼仪的基本规范

(1) 尊敬教师:与教师的交往是学生人际交往的重要内容。古语有云:"一日为师,终身为父","滴水之恩当涌泉相报"。因此,作为深受教师教诲的学生,在任何场合都应该热爱及尊重教师。

(2) 友爱同学:在学校里,同学们朝夕相处,是亲密的伙伴。同学之间的友情是学生生涯中最宝贵的财富。彼此之间应诚信相待,勿弄虚作假、欺骗他人。

(3) 礼貌相处:①同学间要团结互助,不说脏话、粗话,不骂人,不说伤害同学感情的话,不做对同学无理的事;②借用学习用品和生活用品时,应先征得同意后再拿,用后及时归还,并要致谢;③对于同学遭遇的不幸、偶尔的失败、学习上暂时的落后等,不应嘲笑、冷笑、歧视,而应该给予热情的帮助,对同学的相貌、体态、衣着不能评头论足,也不能给同学起侮辱性的绰号,不能嘲笑同学的生理缺陷;④严禁对同学进行人身攻击、打架斗殴、聚众闹事等违纪违法行为;⑤诚实守信,言行一致,有错就改,答应别人的事要按时做到,借他人钱物应及时归还。

2. 校园不同场合的礼仪

(1) 集会礼仪:

① 参加会议、听报告时要按规定时间提前到达,整队入场,在指定地点就座,保持安静,会中不早退,不随便进出。在领导、来宾到来时,应起立并鼓掌欢迎。会议结束后请领导、来宾、教师先退场,退场要有序。在报告过程中,应端坐静听,不接打手机,不看书报,不交头接耳,不窃窃私语,不打瞌睡。

② 每周一升国旗仪式,应统一着装,准时参加,列队整齐,面向国旗,肃立致敬。升国旗、奏国歌时,要立正、脱帽、行注目礼,直至升旗完毕。不得大声喧哗、交头接耳或忙于其他事情。升降国旗时,凡经过现场的同学都应面对国旗,自觉肃立,待国旗升降完毕,方可自由活动。

(2) 教室学习礼仪:

① 上课:上课的铃声一响,学生应端坐在教室里,恭候教师上课,当教师宣布上课时,全班应迅速起立,向教师问好,待教师答礼后,方可坐下。学生应当准时到校上课,若上课迟到,应喊"报告",经教师同意后方可进入教室,走进教室后,应迅速坐好,保持安静。

② 听讲:上课时坐姿要端正。课堂上,认真听教师讲解,注意力集中,独立思考,重要的内容应做好笔记。当教师提问时,应该先举手,待教师点到名字时方可起立回答;发言时,身体要立正,态度要落落大方,声音要清晰响亮,并且要使用普通话。

③下课:下课时,全体同学起立,与教师互道"再见"。待教师离开教室后,学生方可离开。有领导或教师听课时,要让师长先走,全体学生起立送别。

(3) 实验室学习礼仪:

① 规范着装:上课前按规定穿戴好工作服、帽子、口罩,换好工作鞋,保持实验室的清洁、安静、安全。

② 虚心学习:服从教师的安排,对号入座,认真听讲,规范操作,不随意搬动、调换设备,不在公物上乱写乱画。

③ 尊重礼让:在实验过程中,如遇到疑问,先举手示意;使用实验仪器时,要轻拿

轻放，爱惜物品；一旦发生故障或意外事故时，应立即向教师讲明；使用完的用具要按规定放回指定位置。

④ 严守纪律：遵守实验室的各项规章制度，保持实验室的清洁卫生；每次实验课结束时，要认真检查水、电及门窗关闭情况，整理好用具，排列整齐，经教师检查后方可离去；一旦损坏实验用品，应及时报告指导教师，并按实验室管理制度处理。

(4) 图书馆学习礼仪：

① 保持安静：学生进入图书馆前应自觉关闭手机或调至振动状态；在阅览室，走路要轻，入座和离座要轻，翻书也要轻；与学友交谈时，应轻声细语，若需长时间讨论，应到室外交谈。

② 爱护公物：自觉爱护图书馆的公共设施和图书、报刊；不要在阅览室桌椅上、书刊上乱涂乱画，不得在书刊上开“天窗”，将书中精美的插图、精彩的段落、书页撕下占为己有，更不得将公共书籍据为己有。

③ 尊重他人：进入图书馆学习时，要尊重图书馆工作人员，尊重教师和同学；在图书馆借还图书、进行微机检索、课题查询、复印时，要按顺序排队；在查阅资料时，若遇到自己解决不了的问题，可以有礼貌地向图书馆工作人员请教。

(5) 进出办公室礼仪：

① 学生进入教师办公室时必须先敲门并喊“报告”，征得教师同意后方可进入，并主动向教师问好。

② 不能随便乱翻教师的东西。

③ 与教师说话时，应注意姿态。可面向教师规范站立，不要倚靠在桌椅、板凳或墙壁上。教师请学生入座时，学生坐姿要礼貌规范，不能东倒西歪。

④ 礼貌道别：与教师谈话结束时，学生应向教师道谢，说声“再见”，离去时轻轻关上门，不要用力过猛，有失礼貌。

(6) 学生宿舍礼仪：

① 保持宿舍整洁。宿舍里每一位同学，应自觉保持宿舍内外整洁，经常打扫寝室，保持地面、桌椅、门窗等干净清洁；床上不宜放置其他物品，床单不许露出床边，被褥要折叠得整齐美观；重要的书籍、衣服等，应放于自己的橱柜内；水杯、饭盒、热水瓶等要整齐地放在固定的地方，换下的脏衣服、鞋袜等要及时清洗、晾干。

② 严守制度，爱护公物。学生要严格遵守作息时间，按时起床；午休时和熄灯后不进行影响他人休息的活动；自觉维护公共秩序，不随便乱用、乱翻或移动公共物品；牢固树立消防意识，注意防火防盗，确保安全，随手关灯，节约用水。

③ 待人平等，和睦相处。孔子曰：有朋自远方来，不亦乐乎？住校学习的同学来自四面八方，能相聚在一起是一种缘分，同学之间应以礼相待，相互体谅，相互关照，同学病了，要主动关心和照顾；使用公共设施时要先人后己，礼让三分；尊重宿舍管理人员，自觉接受管理人员的管理和安排。

(7) 学生餐饮礼仪：

① 在学校餐厅就餐时，应自觉排队、不插队，不大声喧哗，不敲击碗筷，不把饭菜撒在地上。

② 要尊重食堂工作人员的劳动，爱惜粮食，注重节俭，不乱倒剩菜剩饭。吃不完

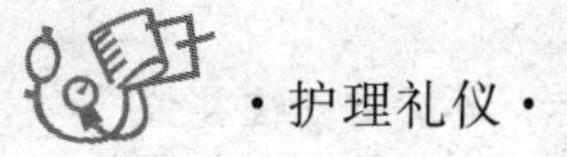

的食物应倒入指定的容器中。

(8) 校内公共场所礼仪:应该自觉保持校园整洁,不在教室、楼道、操场乱扔纸屑、果皮,不随地吐痰,不乱倒垃圾,不在黑板、墙壁和课桌上乱涂、乱画、乱抹、乱刻;爱护学校公共财物、花草树木,节约用水、用电;自觉将自行车存放于指定的车棚或地点,不乱停乱放。

(9) 运动礼仪:积极参加各项体育运动,爱护运动设施,注意安全,相互礼让,不抢占场地;活动结束后,应自觉交还并存放好体育器械,如有损坏,应及时报告教师,并按价赔偿;参加各种体育比赛活动时,学生应自觉遵守比赛规则,讲究礼貌,友谊第一,比赛第二;尊重对手,服从裁判员的裁决;观看体育比赛时对双方队员的精彩表演,应鼓掌或以其他适当方式表示祝贺;对有失误的队员,切不可起哄、说脏话等。

(10) 进出传达室:学生进出传达室时,应尊重工作人员,言行有礼;取信拿报要谦让,讲究先来后到;进出传达室要经工作人员同意,不应在传达室内乱翻、乱动物品;如果自己给工作人员带来麻烦,应道声"对不起"、"打扰了"、"请原谅"等,充分体现出新时代学生应有的礼貌。

(11) 网络礼仪:随着网络技术的不断提高,互联网已经深入到人们的日常生活中,在网络上我们可以聊天、玩游戏、购物,还可以在数字知识库里寻找自己学业上、事业上需要的资料。尽管网络给我们的现实生活带来了很大的方便,但如果使用不当,也会带来不良后果,所以,我们应该重视网络礼仪。

① 倡导网络文明和网络道德,不造谣惑众。

② 认真学习网上知识,不浏览不良网站和信息,少玩网络游戏,少看电影。

③ 在网上不侮辱、欺诈他人,不进行人身攻击,不盗用他人网络账号。

④ 增强自我保护意识,不随意约会网友。

⑤ 不传播不健康的信息,不传播计算机病毒等破坏性程序。

⑥ 遵守机房工作制度,按照机房工作时间上机。

总之,礼仪是人们思想、意识、修养、情操水平的重要标志,在现代生活中占据着极其重要的地位。学生是未来的社会栋梁,要主动、自觉地遵守礼仪规范,从身边的小事做起,提高自身的礼仪修养,做一个知礼懂礼、具有高尚道德情操的人。

二、与同事的交往礼仪和护患交往礼仪

每个人在社会交往中,都希望在社会地位、人格、才能等方面受到他人的尊重。护士在医院内要与医生及其他护士、辅助科室工作人员、患者、患者家属等进行交往,因此,在工作中应掌握必要的交往礼仪。

(一) 与同事的交往礼仪

生活群体中每个人的个性、爱好、个人修养、文化水平、生活经历等各不相同,因此彼此间的工作模式势必会有很大的差异。要想在工作中与同事友好相处,必须要遵循相应的礼仪和道德规范,具有与他人和睦相处的积极态度。

1. 与同事交往的基本原则

护士不但是联系医生与患者的桥梁,还需要与其他工作人员进行交往和合作。同

事关系的好坏，不仅关系到事业的成败，也与每个人的身心健康密切相关。同事间友好相处，是顺利开展工作的基本条件，所以礼待同事也是做好护理工作不可缺少的礼仪要求。

(1) 尊重同仁，举止文明。同事间交往，应互相尊重、互相支持、文明相处、礼貌相待，这是为人处世的前提，也是最基本的职业要求。

(2) 信守诺言，以诚待人。诚信是中华民族的传统美德，要取信于人，首先要尊重自己。一般情况下，不要轻易应承没有把握完成的事情，一旦允诺就要努力做好。如果由于特殊原因未完成则应诚恳道歉，并解释事情的原委，以求谅解。

(3) 宽以待人，严于律己。每个人都希望得到别人的关爱，但只有从自身做起，处处为别人着想，以礼相待，才能营造出一个温馨的工作氛围。

(4) 善待个性，幽默有度。各人的能力、水平、教育程度、个性均有差异，应正确对待，既不必自卑，也不能骄傲；要学会善待他人，对同事的成就，要真诚的表示祝福，绝不能产生嫉妒或报复行为；在单调、重复的工作中，幽默风趣的交流会给同事间的交往带来可贵的情趣，但避免油嘴滑舌和低级庸俗。

2. 同事间交往的禁忌

(1) 忌在小事上纠缠不休。同事相处，要避免在小事上纠缠不休。每个人都有自己的性格特点、处世方法，不必因他人的某些小缺点、小毛病而耿耿于怀，为了小事纠缠不休只会损害同事间的友好关系。

(2) 忌挑拨离间、搬弄是非。同事间交往，注意不要搬弄是非，“人无完人”，要对他人的短处宽容大度，不要把别人的短处作为背地里的笑料。

(3) 忌态度冷漠。同事相处时也应有正常的同志感情，不要对同事持冷漠态度。相互尊敬、相互关心、相互帮助，会使同事间的关系更加融洽、工作更加顺利。

3. 工作交往礼仪

(1) 医护间礼仪：医生与护士是工作上的合作伙伴，既相互独立又相互补充、协作，共同组成了医疗护理团体。在工作中难免产生误解和矛盾，正确处理医护间的矛盾，建立融洽的医护关系尤为重要。

1) 把握机会：利用各种机会(科室例会、交接班、研讨会等)向医生介绍护理技术的新进展和发展趋势及科室护理工作情况，随时征求医生的意见，使全体医护人员为了一个共同目标团结协作、互相帮助、互相支持，提高医疗护理质量。

2) 注重与医生交往的艺术：向医生报告病情时的礼仪有如下几项。①有礼貌地敲门进入医生办公室，找到主治医师或值班医生。例如，“王医生您好，13 床刘玲患者病情有变化，呼吸困难，您看如何处理？”②若医生正在写病历或讨论病例时，护士为避免打扰别人，应以轻稳的脚步走到医生面前，低声说“李医生，对不起，打扰一下，2 床患者病情又有变化……”③在医生与患者或家属交谈时，向医生汇报病情应注意避免负面影响。

对医嘱有疑问时的礼仪：执行医嘱是护士的工作内容之一，但不能盲目、被动地执行。对有疑问的医嘱要及时与医生沟通，但应做到：①注意时间、场合，保持医生在患者心目中的“权威性”。②注意语言的表达方式，以询问或商讨的方式进行沟通。例如，“李医生，您好，这个医嘱我这样理解对吗？麻烦您看看”。这样既体现了对医生的尊重,又解决了执行医嘱中遇到的实际问题。③以诚相待,对有疑问的医嘱要查实后再执行,切忌把主观看法、埋怨、责怪等情绪渗入话语中:“怎么开的医嘱,让我们如何执行?”更不能用讽刺、挖苦的语言对待医生。

3）相互学习,共同提高:“三人行,必有我师”,有经验的医生能根据患者的症状和体征作出准确的诊断,有经验的护士能发现疾病并发症的先兆,这就是双方精湛技术的体现。一个融洽、和谐的团体,医护双方应本着真诚、宽容的态度在工作中相互学习,取长补短,谦让谅解,这样就可以克服医护间的人际矛盾,提高医疗护理质量,使患者处于最佳的治疗和护理环境之中。

（2）护际礼仪:

① 以诚相待,与人为善:真心诚意地对待他人,友好善意地与他人相处。这是人与人交往的基本规范和总体要求,也是护理人员处理人际关系的首要原则。

护理人员共同的职业目标使之成为志同道合的同志,朝夕相处、紧密配合使之成为休戚与共的姐妹。应当以“吾心换您心”真诚相待。当同事取得成绩时,应当真诚地祝贺和感到欣慰;当同事受到挫折或不幸时,应当主动地表示关心和同情;当同事遇到困难时,应当积极地给予帮助和解决。

② 互相尊重,取长补短:高年资护士在体力、精力上不如年轻人,但他们有着丰富的临床经验,办事稳重,分析、解决问题的能力强;年轻护士有理想、有热情,接受新事物快,有创新精神,但自控能力差,吃苦精神不强,应多向高年资护士虚心学习、请教,遇事多征求他们的意见;高年资护士要看到年轻护士的长处,在护理实践中帮助年轻护士树立积极的工作态度,通过传、帮、带,帮助她们掌握正确的护理技巧,弥补临床实践经验的不足,从而形成互相学习、取长补短、谦虚谨慎、彼此尊重的和谐的人际关系。

③ 宽以待人,善于制怒:护理人员应具有宽广的胸怀和气度,对于别人的缺点和短处应持包容的态度。包容并非无原则的迁就,而是在相互交往中的彼此宽容。遇事能够站在对方的角度考虑问题,多替别人着想,才能宽容他人。

喜怒哀乐是人之常情,在宽容他人的同时,也要善于“制怒”。由于护理人员在性格、修养、思维方式上的不尽相同,发生摩擦和冲突是难免的。如果处理不好,对工作是十分不利的。要处理好同事间的矛盾就必须善于制怒,善于制怒不仅需要有“忍人所不能忍”的宽广胸怀和以大局为重的精神境界,还需要有强烈的自我控制意识,遇事冷静思考,尽量减少情绪失控。

④ 关心他人,团结协作:护理人员在工作、生活、学习中相互支持和帮助是圆满完成护理工作的前提。相互支持体现在各种护理实践中,对工作表现优异的同事表示祝贺和称赞,对不正确的观点和做法提出诚恳、善意的意见,对工作中的难题协助解决。积极主动地配合,齐心协力地工作,充分发挥团队精神,才能获得最佳效应。

（3）护士与其他部门间礼仪:在日常护理工作中,护士经常与医院的辅助科室,如检验科、药剂室、放射科、后勤保障部门及行政部门进行交往,这些科室是医院不可缺少的部门,也是高质量完成医疗和护理工作的重要保障。护士在与上述部门的同事交往时应把患者的利益放在首位,在维护患者利益的同时注意避免带有优越感或支配对方的情感,尤其是对后勤保障部门,不能因为对方不是一线工作人员就轻视对方的工作。

（二）护患交往礼仪

知识链接

苏格拉底曾言:“不要靠馈赠来获得一个朋友,你须贡献你诚挚的爱,学习怎样用正当的方法来赢得一个人的心。”

1. 与患者交往的基本原则

(1) 尊重患者:尊重患者的人格和权利。尊重患者的人格,即尊重患者的个性心理,尊重其作为社会成员应有的尊严,在遇到诸如未婚怀孕或分娩、性传播疾病、肝炎等患者时,不能训斥、嘲弄、侮辱和歧视患者,更不能否定患者的人格。对待精神病患者,同样也要做到尊重患者的人格。

尊重患者的权利,即尊重患者获得及时医疗和护理的权利、护理过程中的知情权、对医疗和护理方案的选择权、对医疗和护理行为的拒绝权及个人隐私权等。其中,关于患者的隐私权的问题越来越受到重视,隐私权已得到法律的保护。因此,护理人员在尊重患者的隐私方面应注意以下几点。

1) 沟通的地点要适宜:在病房与患者沟通时要注意保护患者的隐私,若谈话的内容涉及患者的隐私,应选择在安静、有保护性的房间进行。

2) 维护患者的身体隐私:如果在病房给患者进行体检或处置,应拉上两床之间的屏风,让其他无关人员回避。减少患者躯体的暴露,体现对患者的尊重和爱护,必要时可在治疗室进行。男护士给女患者做检查需要第三人在场。

3) 不打探和泄露与治疗、护理无关的个人隐私:护士在收集资料时,不应打探与治疗、护理无关的个人隐私,如关系到护理诊断与护理措施的制定,应以尊重患者的态度,在相互信任的基础上,使患者敞开心扉,切忌将资料泄露给他人。

4) 保守患者的信息秘密:任何信息资料均为个人隐私,如信件、病情等,因此,在非治疗、护理区域不要随意讨论和传阅患者的资料,更不要作为茶余饭后谈论的话题,也不能与治疗、护理无关的人员谈及。

(2) 诚实守信:对他人要真诚,承诺的事情要付诸行动,实行诺言。护理人员在与患者交往的过程中,做到诚实守信,言必行,行必果,认真履行护理人员的神圣职责,只有这样,才能取得患者的真正信赖,建立起良好、和谐的护患关系。

(3) 举止文明:一个人的行为适度、大方、稳重。护理人员的行为举止,常常直接影响到患者对他们的信赖和治疗、护理的信心,尤其是护患初次接触时护理人员的举止、仪表、风度等是形成“第一印象”的主要内容,所以护理人员的举止要落落大方,着装端庄,面部表情自然,谈吐礼貌,温文尔雅,作风正派。切忌浓妆艳抹,恶语伤人。严禁在公共场所特别是在办公室嬉笑打闹,在与异性接触时更应注意自己的言行举止。

(4) 雷厉风行:办事敏捷,干脆利落,处理问题果断。护理工作的服务对象是人,抢救患者的生命是一场争分夺秒的战斗,争取了时间就是赢得了生命,因此,护理工作,尤其是抢救工作,特别需要雷厉风行的工作作风,同时应镇静果断、机智敏捷。任

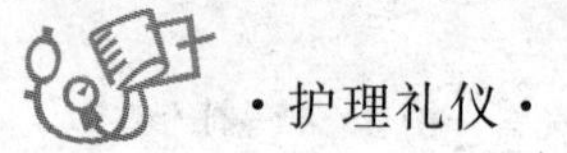

何怠慢迟疑、优柔寡断都会贻误抢救的时机，甚至危及患者的生命。

(5) 共情帮助：共情是从对方的角度出发，用对方的眼光看问题，从对方的角度去感受。理解他人的感情，简而言之就是设身处地的意思。

护理人员对服务对象的共情不是简单的"悲患者之悲，乐患者之乐"，而是在理解、感受服务对象（包括患者家属在内）的痛苦的同时，能够明确判断自己应该如何采取有效措施来帮助服务对象提高其健康水平。

共情不是同情。同情是以自己的眼光看待对方，在某种程度上产生与对方感情的交流或共鸣；共情则是把自己摆在对方的位置上，去体验对方的内心世界，提出"如果是我，该怎么办"这类问题。在护患交往中护士多表达共情，可以使患者减少被疏远和陷于困境的孤独感觉、感到护士能正确理解他，从而使护患之间产生共鸣，促进护患关系的良好发展。

2. 对不同患者的交往礼仪

(1) 对小儿患者的交往礼仪：小儿患者的特点是活泼、好动、好玩、善于模仿，接受能力和求知欲望强，但对疾病的反应性强、耐受力差，不善于语言表达等，加之来到一个陌生的环境，他们的心理反应是恐惧、无助和好奇。与小儿患者接触时应注意以下几点。

1) 环境布置：在儿科病房内尽可能摆放一些儿童喜爱的装饰物和玩具、图片、儿童读物等，以适合儿童的心理特征，增加轻松的气氛、减少其对医院的恐惧。在色彩及其搭配上既要适合儿童的特点，又要美化环境。

2)注意沟通技巧：面带微笑，声音柔和亲切，语言生动活泼、浅显易懂，符合孩子的年龄特征。如有的患儿怕见陌生人，护士应亲切地安慰他："小朋友，不要怕，这里有许多和你一样的小朋友，你们很快会成为好朋友的。"同时，可轻轻抚摸患儿的头部或拉拉手表示友好，以增加其亲切感。针对好奇心比较强，又比较淘气的患儿，可重点讲解医院的安全防范知识。在进行护理操作时，要本着耐心、和蔼、关心的态度进行操作，用鼓励的话语安慰患儿，减少其恐惧感。平时，还应注意多与患儿接触，如陪伴患儿做游戏、讲故事等，以取得患儿的信任，使之更好地配合治疗和护理。

3)注重检查技巧：在给患儿做护理查体时动作应准确、轻柔，以免引起患儿的恐惧。如在使用听诊器时，可让患儿先听听自己的心跳声，满足其好奇心，消除恐惧感；有些检查会带来不适感，应先进行必要的解释，或用分散注意力的办法争取患儿的配合。对患儿要多赞扬，多鼓励，例如，"你是某某小朋友吗？来！阿姨帮你把药服下，你咽得很好，小朋友真乖，真勇敢"等。要讲信用，不要哄骗孩子，少使用命令式的语句，如"不许"、"不行"、"不要"等，这样可以增加轻松的气氛，减少患儿对医院的恐惧。

(2) 对年轻患者的交往礼仪：一方面，年轻患者有较强的自尊心和自信心，情感丰富，兴趣广泛；另一方面，年轻患者情绪强烈，表现出烦躁不安，情绪不稳定，易愤怒、沮丧、抑郁，不配合治疗等。为了取得他们的信任，增强他们战胜疾病的信心，护士要做到以下几点。

1) 尊重患者：尊重他们的自尊心，用商量的口吻进行交谈，以取得他们的信任；举止要干脆利落、自然大方；态度要热情、礼貌、和蔼。

2) 语言要真诚、肯定：作自我介绍时，要以朋友相待，"我叫刘英，你就叫我的名字吧，我是你的责任护士，有什么需要尽管找我”。使患者有一种亲切感，让他觉得选择来这里住院是正确的。

(3) 对中年患者的交往礼仪：中年人虽然在思想上和心理上很成熟，对现实有自己的见解，但由于此时期是压力最大的一个阶段，他们既是家庭的支柱，又是单位的骨干，此时患病住院，他们的心理活动往往表现为自责、急躁、矛盾等，他们不愿意离开工作岗位，即使看病，也是抓紧时间，疾病稍有好转就急于出院。护士应理解、同情对方，必要时对患者进行心理疏导和劝解，劝解时要站在患者的立场，言辞恳切，避免华而不实。若患者是担心老人、孩子没有人照顾而不想住院时，可劝导“我理解您此刻的心情，不过您一定要安下心来养病，只有您痊愈了，才能更好地照顾老人和孩子”，“您的孩子都大了，也该放手了，他总要独立呀，就算给他一次机会锻炼一下嘛”。

在疾病恢复期，护理人员要指导中年患者进行康复运动，合理进行饮食搭配，调整情绪，合理调整工作时间与休息时间，从而预防疾病的复发。一旦出院，中年患者对身体的关注会越来越少，护理人员要特别指出继续治疗和预防疾病的重要性。

(4) 对老年患者的交往礼仪：老年人的生理功能衰退，心理上具有孤独、不安、悲观、爱猜疑等特点。因此，护理人员对老年患者的尊敬、理解、友好、和善、耐心就显得尤为重要。要选择适度的称呼，多使用敬语、谦语，以商量的口吻交谈，如称呼其大爷、大娘、叔叔、阿姨等，显得亲切和尊敬，也缩短了护患间的心理距离。对视、听能力下降的老年患者，要充分发挥体态语言的作用，并辅以适度的表情，如点头微笑、同情的目光、温柔的抚摸等，调动患者的积极因素，达到很好地配合治疗与护理的目的。

(5) 对异性患者的交往礼仪：在一线从事护理工作的人员中，多为女性，她们与年轻的异性患者容易沟通，并愿意与他们多交往，但如果在护理活动中不注意掌握分寸，就会招致意想不到的麻烦。因此，在给年轻异性患者护理时，应做到不卑不亢，避免过度热情，同时应以礼相待，做好该做的事情，不要表现出亲密无间的样子，更不要给患者以亲昵的感觉，以免给患者造成错觉，留下难以挽回的不良印象。年轻女护士在护理过程中，如果有年轻的男性患者表示亲近，不卑不亢就是最得体的拒绝方式，千万不能骂患者，否则，不仅会让患者难堪，更为严重的是这些粗暴的行为可能还会加重患者的病情。

护士在年轻异性患者面前应避免谈论个人的事情，特别是感情方面的话题。要分清一个界线——患者与护士，以此为界去判断自己与患者的交流是否超出了范围。护士与患者交流的语气应平缓，使患者感到护士没有凌驾于他之上；交代事情时应以协商的口气进行，使他感到护士很尊重他参与的权利。

(6) 对孕产妇的交往礼仪：怀孕、生产对妇女来说，是一生中的大事。虽说孕产妇或多或少接受过一些相关知识，但毕竟缺乏系统的理论及实践，所以一般她们会担心、害怕、焦躁不安，因此，负责孕产妇护理的护士必须注意以下的礼仪规范。无论是在待产室、产房还是病室，护士都应在语言上、举止上表现出对孕产妇的极大关怀，突出孕产妇在此的中心地位。

当孕产妇来到病室时，可以说：“您好，欢迎您来到妇产科，我是某某护士，非常乐意为您服务。”并迅速安排孕产妇到床单位。

“请问您现在有什么不舒服？腹痛吗？我先为您听听胎心音。”

“现在您的子宫收缩已有规律，宫口开大两指，需要到待产室继续观察，我用推车送您过去，好吗？”

在待产室，可以这样与产妇交流：“我现在将胎心监测仪为您装上；目前胎心音正常，胎位也正常，您可以抓紧时间闭上眼睛休息，留着力气；您喜欢听音乐，可以戴上耳机独自欣赏。”在产房，可以说：“正常的子宫收缩节律是……您现在子宫收缩非常正常；生孩子对女人来说是人生的一件大事，我们会与您共渡难关的。”护士可握住产妇的手，抚摸其腹部，为其擦去汗水。有条件的医院可设家庭式产房——“爸爸给力量”，促使产程缩短，让产妇放心。产后，可以说：“祝贺您做母亲了，宝宝很健康，很漂亮，真为您高兴。”再将新生儿擦洗干净，待产妇胎盘娩出、伤口缝合处理完毕后，可将新生儿抱到产妇身旁，促进他们之间亲情的建立。

在接待孕产妇的过程中，以下言行均不礼貌：面对任何一位需要帮助的孕产妇，各自忙自己手中的事，好像与自己无关；对孕产妇提出的问题不予理睬，而丢下一句“问医生去”；对未婚妈妈或超生母亲冷嘲热讽，态度生硬，轻视、不屑一顾；对处于剧烈疼痛之中的产妇不管不顾，全然不顾产妇的感受，仍专注于与此无关的事物；在接生过程中，发现一些征兆、苗头，就随口说出，引起产妇的疑虑，加重其精神负担；对因各种原因未按医院要求而行动的孕产妇及其家属以脸色看，并加以埋怨与责难。

重点提示

1. 与同事交往的基本原则：尊重同仁，举止文明；信守诺言，以诚待人；宽以待人，严于律己；善待个性，幽默有度。

2. 与患者交往的基本原则：尊重患者；诚实守信；举止文明；雷厉风行；共情帮助。

能力检测

一、A_1型选择题

1. 护士语言得体、文明能优化护患关系，下面哪种情况没有做到语言得体、文明？（　　）

A. 用床号称呼患者　　B. 护理时使用商量的口吻

C. 对不配合的患者耐心引导　　D. 对所有患者一视同仁

E. 用专业技术职称称呼患者

2. 下列关于交际礼仪的说法，不正确的是（　　）。

A. 无论在怎样的场合，称谓越亲近越有利于社交

B. 称谓应当尊重个人的习惯

C. 称谓尊重常规是指符合民族、文化和传统习惯

D. 使用不同的称谓，意味着交往双方人际距离的不同

E. 适当、准确的称谓能向对方表示尊敬

3. 下列关于自我介绍的分寸的说法中，哪种不正确？（　　）

A. 自我介绍的内容应当真实而准确

B. 自我介绍的态度应当大方、亲切、和善

C. 在进行自我介绍时，应当全面、具体地介绍个人的基本情况，使对方很好地了解自己

D. 进行自我介绍时若同时递交名片，可以加深对方对自己的印象

E. 自我介绍的时间最好不要超过 1 min

4. 礼品选择是一门学问，中国自古有言"宝刀赠壮士，红粉送佳人"，这提示我们在馈赠礼品时，礼品的选择应具有(　　)。

A. 纪念性　B. 对象性　C. 独特性　D. 便携性　E. 时尚性

5. 介绍时使用的称谓可以体现介绍者的礼仪修养，下列哪种关于称谓的说法不正确？(　　)

A. 在隆重的场合，对交往双方应当直呼其名

B. 和熟悉的朋友相聚时，可以免去称谓和敬辞

C. 介绍自己的亲属时，一般先讲出亲属关系

D. 准确、恰当的称谓可以使人产生愉悦、满足的良好心理感受

E. 称未婚的女子为小姐，称已婚的女士为太太

二、A_2型选择题

1. 患者，女性，25 岁，因十二指肠溃疡入院治疗，当患者进入病区感到环境陌生而紧张时，护士应首先使用(　　)。

A. 迎送用语　B. 教育用语　C. 同情用语　D. 介绍用语　E. 日常用语

三、简答题

1. 护士在使用电话时如何保持自己良好的"电话形象"？

技能训练

[内容]

护理工作礼仪的训练。

[目的要求]

熟悉护理人员工作中的相关礼仪。

[训练过程]

教师设计模拟病区，让学生进行角色扮演。要求学生每 4～5 人一组，分别扮演护士、患者、护士长、医生、保洁员等工作人员，展示护理工作中的交往礼仪。充分运用文明礼貌的言谈、和蔼的态度、得体的举止，提供优质的服务。让学生在模拟训练中学习护理工作的礼仪技巧，学习做一名合格的现代护士。

(孔玉涛　王　玲)

项目七　护理工作礼仪

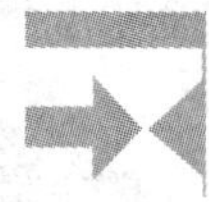

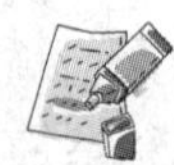

学习目标

1. 掌握护士在医院门诊、急诊科、病房等部门的工作礼仪规范。
2. 掌握护理操作中的礼仪要求。
3. 熟悉不同工作环境中的礼仪特点。
4. 培养护士良好的素质和职业特点，有助于建立良好的护患关系。

项目描述

本项目紧密联系护理工作实际，对护士在门诊、急诊科、病房、手术室工作时的护理工作礼仪规范进行了系统阐述，并介绍了常见护理操作礼仪范例，通过本项目的学习和实践，让护生熟练地运用整体护理的知识和技能，以良好的礼仪修养和精湛的护理服务技术，及时为患者提供全方位的优质护理服务。

案例引导

护士小王当班期间接到急诊室的电话，有位急性肠梗阻的患者急诊入院，小王立即做好了一切准备工作，准备迎接患者入院。患者被平车推入病房时，面色苍白，大汗淋漓，非常痛苦，急需手术。此时，小王面带微笑的对患者家属说："请不要着急，我马上通知医生为患者检查。"说完不慌不忙地走了出去。

请问：

(1) 小王的做法合适吗？如不合适，试指出不妥之处。

(2) 如果你是当班护士，你会怎么做？

一、门诊护士工作礼仪

门诊是患者就医的主要场所，也是患者与医护人员接触的第一环节。人们出现健康异常问题时往往首先进入门诊，所以，门诊的就医患者多，而且流动性也较大。此时，护理人员面临的服务对象除了患者本人外还有其家属。同时，来门诊就医的患者除有生理不适之外，还普遍存在以下心理特征：急切见到医生，希望给自己诊治的医生是年资高者，希望得到医护人员的特别重视和理解，由于面临陌生的环境，常常伴有焦虑、恐惧、悲观、自卑和消极等心态。面对如此复杂的工作特点，门诊护理人员应该在工作中注意遵循以下的礼仪规范。

（一）接诊礼仪

1. 按照礼仪规范注重自己的仪表、表情、眼神、姿态和语言

门诊护士仪表要文明端庄，做到上岗着装得体（图 7-1），给服务对象以整洁、文明、大方的感觉，以便留下良好的第一印象。在与患者接触的过程中，必须做到：语言文明、态度诚恳、面带笑容、语气柔和、声调悦耳；护理人员的坐姿和站姿要端正和规范；做护理操作时动作要轻柔、准确。这些都是门诊护士最基本的礼仪要求，有助于建立良好的护患关系，消除患者对医院的恐惧心理。

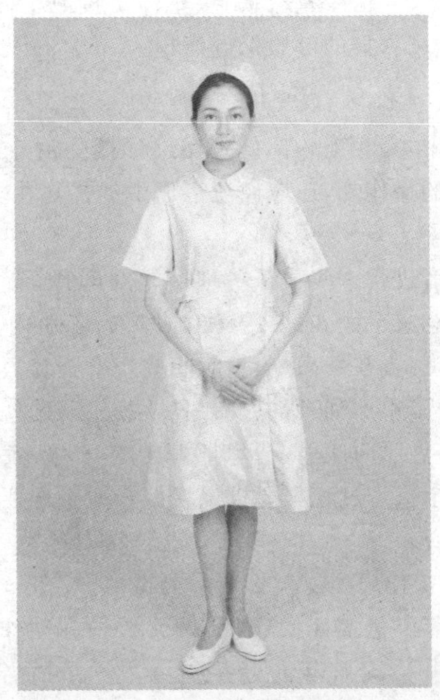

图 7-1　护士上岗着装

2. 为患者创造舒适的就医环境

门诊环境的清洁、优雅与否，会影响患者对医院的第一印象。干净清洁、秩序良好、环境优美、景色宜人的门诊环境会给患者美的享受，有助于减轻或消除患者痛苦和恐惧的心理。其中，需要特别注意的是门诊的就医秩序，它是门诊环境的重要组成部分。门诊护理人员应该采取多种有效的方法，维持良好的就诊秩序，提高诊治效率，为医生有效诊治患者创造一个良好、安静的环境，从而提高工作质量和工作效率。对于复查的患者，应尽可能帮助他们找到原诊治医生，以保证诊治的连续性。

3. 热情接待，耐心解答

门诊作为医院服务的窗口，首先接待患者的就是门诊护士。门诊护士的言行举止直接影响着就诊患者对于医院的印象。因此，门诊护士一定要耐心回答患者及其家属的询问，笑脸相迎，亲切热情，态度和蔼，同情体贴，这些都有助于使患者对医院产生信任感。对于一些不了解的问题，也不应该说：“我不知道。”要请患者稍等，主动请其他

医护人员予以解答。对于初次就诊的患者，在必要的情况下还要做好门诊的介绍工作。护理人员要主动向患者介绍医院门诊情况、就诊程序，以及医院的环境、设施和开展的新业务、新技术等，主动向其介绍与其健康状况相关的科室、医生概况、主要检查项目、检查步骤、科室位置等。注意说话时的语气、语调和表情，多应用安慰性语言，以使患者情绪稳定，主动接受门诊治疗。

4．积极做好健康保健知识的宣传

护士的职责，不仅仅是单纯完成护理工作，向患者宣传健康保健知识已经成为了护理工作中必不可少的一部分。门诊护理人员应抓住患者就诊的时机，通过使用各种宣教手段，如电视、宣教手册、健康宣教板报、集体讲授或个体咨询等方法向患者宣传防病治病的基本知识，提高人群的健康保健意识。

（二）护理工作中的礼仪

到医院就医的患者中，有相当一部分是在门诊接受治疗的，在为患者进行护理的过程中，除了规范、娴熟的操作外，还应注意工作中的文明礼貌行为。

1．护理前进行解释

护理前应主动对患者进行一些关于护理措施的解释，要充分尊重患者的知情权，让患者了解护理措施的意义。例如，要给一个发热患者肌内注射退热药物时，应这样向患者说明："××您好，您正在发高烧，长时间高烧会损害人的大脑，同时会消耗体内的大量水分，这对您的健康很不利，所以现在我要按医嘱给您注射退烧药物，我给您注射的是复方柴胡注射液，做肌内注射，请您把裤带松开，把裤子褪下，让我来为您做注射治疗好吗?"注意在整个操作过程中要求患者配合时一定要"请"字当先，不可以用命令式的口气对患者说话。

2．护理中严格执行操作规程

进行护理操作时既要严格遵守操作规程，又要做到动作轻柔，神情专注，态度和蔼。当患者配合治疗结束后，还应当向患者致谢，并给予适当的安慰，例如，"谢谢您的配合，您现在需要好好休息，用药后过一会儿就会感觉好些的，请不必担心，如果有什么不适可随时叫我"。整个治疗过程中都应注意保持举止有度，言谈有礼，即使遇上某些患者挑剔、为难，也要保持冷静、耐心，始终以礼相待。要学习服务行业的经营理念，"顾客永远都是正确的"，把尊严留给患者。

3．护理后礼貌关怀

患者在门诊治疗结束离去前，除了需进行必要的医嘱交代外，还需礼貌地嘱咐患者注意保重身体，给患者留下急需帮助时的联系方式，把患者送到诊室门外，说几句祝福、送别的礼貌语，如"您请走好，注意按时服药，保重身体，有何不适请随时与我们联系或来就诊，药袋上有我们的联系电话，祝您早日康复"等礼貌语，让患者来时焦虑，去时舒畅、满意。

二、急诊科护士工作礼仪

急诊科是医院诊治急诊患者的场所，是抢救患者生命的第一线。因此，急诊服务的对象是一个特殊群体。急诊护士的工作不仅直接关系到服务对象对医院的印象和信任程度，也关系到患者生命的转归。所以，一名合格的急诊护士，除了应具备良好的身体素质、健康的心理素质和精湛的业务素质之外，还应具备良好的礼仪修养，这对圆满地完成急诊护理工作也是至关重要的。

（一）急诊接待礼仪

当危重患者被推进急诊室时，患者和家属都会把每一丝生的希望寄托在医护人员身上。因此，社会对急诊护士的服务水准提出了更高的要求，急诊护士只有树立更科学的服务理念，并将这种理念体现在具体的护理服务工作中，才能满足社会的要求，在激烈的服务竞争中，赢得社会的尊敬和承认。在急诊中体现出这种高水准的服务质量，也是现代护理学面临的新课题。

知识链接

急诊患者的心理

1. 紧张、焦虑　急诊患者大都因起病急、病情重、发展快，且缺乏思想准备，而易产生紧张、焦虑的心理，如高热、休克患者等。

2. 极度恐惧　在一些突发事件中，如车祸、火灾、地震等，受伤者往往因为事件发生突然、创伤较重等情况，心理处于惊恐状态，恐惧死亡和伤残。

3. 应激异常　突然的伤病，特别是一些威胁生命的重大疾病容易造成患者理智丧失、行为退化、情感幼稚。这种紧张刺激，会影响患者的自我应对机制，使其出现心理应激障碍，导致心理异常。

4. 依赖心理　患者患病后安全感降低，对安全的需要会变得更加强烈，无论是瞬间袭来的恶性事故，还是突然患了急症或是慢性病的突然恶化，患者都有很强的求生欲望，他们将生的希望托付给医护人员，产生很强的依赖心理。

1. 掌握急诊患者的心理

急诊护士应当积极针对急诊患者因发病急、毫无心理准备而引起的惊慌、恐惧、焦虑、紧张、依赖、听天由命等心理特征。一方面，全力配合医生采取有条不紊的抢救措施，另一方面抓紧时机，努力使患者及家属尽早消除紧张心理，稳定情绪，为下一步的病情处理尽可能创造有利条件。

2. 接待急诊患者的礼仪

急诊护士作为最先与急诊患者及家属接触的人，应针对急诊患者的不同心理状态和实际情况，在接诊时采取适当的救治措施和恰当的礼仪接待方式。

(1) 稳定情绪，陈述利害。急诊患者由于病情急，病情重，缺乏心理准备而表现出情绪紧张、惊恐不安。护理人员要针对这些情况，在紧张环境中有条不紊地开展救治工作，同时给患者和家属以必要、适当的安慰和解释，晓以利弊，尽快使患者和家属消除紧张情绪，以利于进一步对病情作出处理。

(2) 抓紧时机，果断处理。护士了解病情后，迅速对患者进行必要的救治处理，全力以赴，使整个救治过程体现出决策果断、方法正确、措施得力、富有成效的特色，充分展示急诊护士在救治和处理急诊患者问题时的针对性、及时性和慎重性，增强患者及家属对护理人员的信任。

(3) 急不失礼，忙中守节。尽管对急诊患者的接待与救治紧张急切，但决不能因紧急而不顾礼节，因繁忙而导致秩序混乱，要针对患者这种慌张、绝望的特殊心理，以更加关爱的心情、更加礼貌的态度、更加准确的判断、更加果断的救治，从信念上给予患者强有力的支持、鼓励和协助，从而为挽救患者的生命尽到责任。

(二) 急诊救护礼仪

危、重、急患者一旦入院，急需采取有效的救治措施。此时急诊护士需要将平日学习、积累的知识和经验充分发挥出来，尽快为抢救工作铺设绿色通道，为有效地救治患者营造一个有利、适宜的急救环境，确保救治工作的顺利实施。

1. 急而不慌，忙中有序

在抢救的过程中，要求急诊护士充分发挥较强的应变能力，以适应急诊患者发病急骤、发展迅猛的抢救实际，在判断准确、果断地展开急救的基础上，始终做到临危不乱、沉着施治、急而不慌、忙中有序。注意以从容礼貌、谦虚务实的工作态度，从正面疏导、稳定患者及家属的情绪，设法消除患者的顾虑、偏见和过激的言行，力争在他们的理解和配合下，把下一步的救治和护理工作做得更好。

2. 团结协作，文明礼貌

急诊救护是一项涉及医疗、护理、化验、放射、药房、挂号、注射及行政等多个方面的工作，这些工作往往是一环扣一环的，在涉及多个科室的病情救治时，各科医护人员要服从医院领导和各科室负责人有关急诊救护的工作安排，不要因言语不慎、行为过激而伤害同事感情，影响对患者的抢救工作，要与其他医护人员紧密配合，团结协作，文明礼让，互相理解，互相尊重，共同协作，完成急救工作。

三、病房护士工作礼仪

病房是患者接受治疗、护理及休养的场所。在病房，患者接触最多的人是护士，护理人员的言行举止将对患者产生重要的影响。各病区护理工作既有共性，也有特性。护士要掌握患者入院、住院和出院的基本工作礼仪，同时，针对不同病区患者的特点，在护理工作中做好服务工作，让患者感觉到医院的温暖和护理人员的关心，缓解其心理上的不安，这对疾病的治疗和康复也会起到促进作用。

知识链接

各病区护理工作的特点及礼仪要求

1. 内科病区　由于内科疾病病种多，病因较复杂，且病程较长，有迁延性和反复性，所以护理人员应稳定患者情绪，增强患者信心，细心观察病情，及时护理并做好健康教育工作，在对待中老年患者时，要表现出略高于其他人的礼节。

2. 外科病区　外科的专业性强，手术是治疗外科疾病的主要方法，会给患者的身心带来不同程度的影响，因而要求护士责任心强，技术全面，注重做好术前、术后的健康教育工作和指导工作，充分满足患者的需要，鼓励患者积极面对疾病。

3. 妇产科病区　由于妇产科内都是女性患者，女性患者具有对周围事物感知敏锐、反应强烈、情绪不稳定等特点，所以护理人员应营造舒适的氛围，细心观察患者的心理反应，给予相应疏导，尊重患者，并做好健康教育工作。

4. 儿科病区　儿科接受的患者主要是从新生儿到14岁这一年龄段的孩子，其特点是年龄小、生活自理能力差、缺乏自控能力等。住院后，由于患儿离开了熟悉的环境和妈妈，又要面对治疗和护理，所以儿科护士应给予患儿母亲般的关怀，创造温馨的环境，理解患儿，注重和患儿的沟通。

(一) 患者入院时的护理礼仪

1. 做好入院指导

患者需入院治疗时，护理人员应礼貌地指导患者和家属持住院证办理入院手续，如缴纳入院押金、填写入院登记表等。由于患者对医院的环境和制度陌生，又因为住院心情焦急，在办理住院手续过程中可能会表现出不知所措或烦躁不安，护理人员要对患者表现出同情和关心，同时要尽快帮助患者或家属办理好入院手续，切忌出现冷落甚至伤害患者的言行。

2. 护送患者进入病区

在护送患者进入病区时，护理人员要热情、礼貌地接待患者和家属，主动与其交流沟通，尽可能帮助患者解决实际困难，如主动介绍病区环境，对患者和家属的提问要耐心解答。在护送过程中，能步行的患者可扶助步行，不能行走或病情危重的患者可选择轮椅或平车护送，并根据病情需要安置合适的卧位，以保证安全。在护送过程中，还应注意保暖，保证输液、吸氧等治疗、护理措施的继续。在整个护送过程中动作要娴熟、稳重。送入病区后要仔细、耐心地与病区护理人员就患者的病情、物品等进行交接，做到服务有始有终，环环相扣。

(二) 患者入病区后的护理礼仪

1. 新入院患者的接待礼仪

(1) 迎接礼仪：当新患者来到病区时，护士应放下手中的工作，起身面对患者微笑相迎(图7-2)，一边安排患者就座，一边予以亲切的问候和自我介绍："您好，我是护士×××，欢迎您来我科住院，今天由我来接待您，请您先把门诊病历给我。"同时双手接过病历以表示对患者的尊重。若有其他护士在场，这时也应抬头面向患者，点头微笑，表示欢迎。

(2) 介绍礼仪：办完相关住院手续后，接待护士带患者进入病房，应主动介绍："这是您的床位，请坐，您的主治医生是×××，责任护士是×××，您先休息一下，他们稍后就会来看您，为您进行检查和介绍入院后的有关事项，请稍等。"责任护士接到通知后，应立即带着必备的用物(如血压计、体温计、入院介绍资料等)来到病床前，与患者打招呼："您好，我是您的责任护士，我叫×××，您叫我小×就行了，有什么要求可随

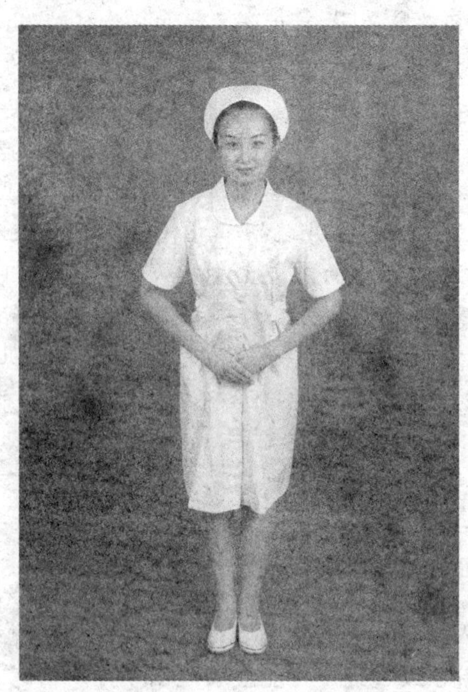

图 7-2　微笑迎接患者

时找我，我会尽可能帮您解决问题的。您的主治医生是×××，他很负责任，而且经验丰富，希望您能积极配合治疗，安心养病，我们会尽可能地让您早日恢复健康。"随后，给患者测量生命体征并做好记录。询问患者有何需求和亟待解决的问题；介绍病区环境，介绍床单位情况，如呼叫器的使用方法；介绍住院的有关制度。介绍时要耐心、细致，语速不宜过快，内容不宜过多，注意语气和措辞，尽可能多用"请"、"谢谢"等文明、客气的语句，坚决杜绝使用"必须……"、"不准……"等命令式的祈使句，以消除患者紧张、恐惧的心理，使患者在愉快的心境中接受护士的介绍，逐渐适应患者角色，学会主动配合，早日恢复健康。

2. 住院中的护理礼仪

在患者住院过程中，护士的言谈举止直接影响着患者的心理，所以要求护士进行护理活动时必须做到以下几点。

(1) 端庄自然，轻盈稳重：护士在工作中的站、坐、行应姿态优美端庄，各种操作动作规范、舒展，如推治疗车平稳，开、关门轻，操作熟练、轻稳、规范。这些都会使患者及家属对护理人员的能力和水平产生信任，提高患者的安全感。

(2) 亲切温暖，关怀尊重：患者入院后，对新环境有一个适应的过程。患者都希望得到医护人员的接纳、重视和尊重，从而得到更好的治疗和护理。因此，护理人员亲切的语调、关怀的问候能使患者感到温暖，也能满足患者自尊的需要。在查房、治疗和护理时，一个亲切的称呼，一句真诚的问候，一个关怀的眼神，甚至一杯水或一个搀扶动作，都会使患者对护理人员产生一种亲近、信任和感激之情，有效地缩短护士与患者之间的距离，使护患关系融洽。

(3) 快捷及时，安全准确：安全、准确、及时的服务无疑会得到患者的尊敬和信任。

护理人员必须思维敏捷、判断准确、动作规范、处理及时，特别是在患者病情紧急的情况下，更要镇静稳重，凭借自己丰富的经验和娴熟的护理技术，给予及时、准确的判断和处理，这是为患者赢得治疗时间的关键，也是对护理人员礼仪素质的基本要求。

(4) 知识丰富，技术娴熟：扎实的理论基础与熟练的技术，是消除患者顾虑、使患者树立战胜疾病的信心和获得安全感的重要因素，同时也是护士顺利完成护理任务和满足患者需要的关键。因此，作为一名合格的护士，要不断地钻研业务，努力学习广博的科学知识，熟练掌握操作技能，掌握现代护理的新理论、新技术，更好地为患者服务。

(5) 坚持原则，满足需要：患者有许多不同的需要，护士应在把握原则的基础上尽量给予满足。例如，患者住院后，常想了解自己的病情及治疗情况、疾病的预后及需要注意的事项等问题，如果得不到满足，就会感到焦虑、不安，甚至恐惧，不利于治疗与康复。因此，责任护士应针对患者的具体情况进行健康指导，介绍有关疾病的知识，并就所采取的治疗、护理措施给予恰当的解释。及时满足患者的需要，以取得患者对护理工作的理解和配合，减轻患者入院后的焦虑和恐惧，从而有利于疾病的康复，同时也满足了患者知情权的需要。

在满足患者的需要时，需坚持的原则：不违反医院的规章制度；遵守社会公德；不损害他人的利益；不违反医疗、护理原则等。

知识链接

患者的需要

美国护理学家理查德·凯利希将马斯洛提出的“人的基本需要层次论”加以修改，提出了人的基本需要由低到高分为六个层次，分别是：生理的需要、刺激的需要、安全的需要、爱与归属的需要、自尊的需要、自我实现的需要。人在健康状态下，能够依靠自己满足各类需要，但在患病时既不能正确识别自己疾病状态的特殊需要，也有许多需要无法通过自己的能力来满足，需要依靠护士来满足。

疾病常常导致患者各种生理需要无法得到满足，入院后，患者的安全感、无助感、孤独感都会增加，因此对刺激的需要、安全的需要、爱与归属的需要以及自尊的需要都会加强，所以护士要全面评估患者，明确其未被满足的需要，尽力满足患者的各项需要，为患者自我实现的需要创造条件。

(三) 患者出院时的护理礼仪

患者经过积极的治疗和护理，病情稳定或痊愈，即将出院。此时，大多数患者心中充满喜悦，恢复了自信，所以护理人员要给予真诚的祝贺，并处理好一切出院事务，做到善始善终，为患者此次住院画上圆满的句号。

1. 出院前真心祝贺

护士得知患者即将出院时，应真诚地对患者的康复表示祝贺：“×阿姨，祝贺您康复出院。您现在的状态比入院时好很多了，真为您高兴！”并感谢患者在住院期间对医护工作的理解、支持和配合，谦虚地对自己工作的不足、对患者关照不周的地方表示歉意，同时表达对患者一如既往的关怀之情，并表示随时都会为患者提供力所能及的帮助等。

2. 出院时细心指导

患者出院时，护理人员应给予相应的出院指导和健康教育。耐心、细致地指导和帮助患者办理出院手续，告知当时疾病的治疗情况，介绍回家后如何调整心态，如何服药、调整饮食和休息以及复查时间等，以利于患者更好地适应出院后的生活。走前可以让患者或家属留下意见和建议，以便日后改进，更好地为患者服务。为了便于联系，要主动留下本科室的电话号码。

3. 送别时的礼节

当患者办理好出院的所有手续，准备离开病区时，责任护士将患者送到门口、电梯口或车上，再次祝贺患者康复，嘱咐患者多保重身体，一路走好，并向患者行握手礼、挥手礼告别，直到患者离开。

四、手术室护士工作礼仪

手术室是医院手术科室的中枢。由于手术室工作特殊，地位重要，若出现任何差错、事故，将会给手术造成不可挽回的负面影响。因此，手术室护士必须严格要求自己，一丝不苟地按礼仪规范工作，确保以最好的精神面貌、最佳的心理状态、最文明的工作态度来保证优质的服务质量与最佳的工作效率。

（一）术前工作礼仪

手术是一种创伤性的治疗手段，对患者也是一种极为严重的心理刺激。大多数患者是害怕手术的，特别是进行首次手术的患者，多表现出焦虑、恐惧和紧张的心理。手术在给患者带来生存希望的同时也给患者带来了强烈的刺激，能引起种种不良的心理反应和生理反应。这就要求护士不仅要协助医生进行手术治疗，而且还要具备关心患者、尊重患者、文明礼貌的高尚职业道德，以减轻手术对患者造成的不良心理反应，确保手术顺利地进行。

1. 术前对患者疏导的礼仪

术前患者往往出现食欲下降、经常失眠、心神不定、焦躁不安等表现。为此，护士必须认真做好患者的术前疏导工作，用礼仪化的言行、和蔼可亲的态度、准确的措辞和教育式的开导，缓解其不良的心理反应，进而获取患者术中的积极配合和术后的良好疗效。

(1) 加强沟通，亲切交谈：护士应主动利用与患者术前接触的机会，亲切、平等地与患者交流，较为详细地了解患者的心理状态、生活习惯（如吸烟史与饮酒史等）、社会背景（如职业和社会地位等）、性格特点、接受手术的态度和对医疗、护理工作的协作程度，恰当地启发患者说出对手术的顾虑、担心和要求，及时依据患者的看法作出适当的说明、解释、鼓励和安慰，应注意不宜在进行术前疏导时，一开始就向患者机械地宣读术前注意事项，使患者感觉如同接受宣判一般，而是应有针对性地帮助患者熟悉手术的各种注意事项，做好接受手术治疗的心理准备。

(2) 礼貌沟通,讲究技巧:护士应自始至终按礼仪规范要求与患者进行交流沟通。首先,要运用通俗易懂的语言温和地与患者交流沟通;选择适宜的时间,错开患者进食等不便的时间。其次,护士对于不知道或不明白的事情,不要含糊地回答患者,而应礼貌地对患者表示歉意,然后请医生或其他有权解释的知情人进行解答;同时避免说一些会引起患者不安的话题,如"死亡"、"癌症"等,也不必对患者详细说明手术过程,以免增加患者的心理负担。总之,要综合运用有较强的科学性的临床语言,发挥礼貌语言的艺术性,引导术前患者做好心理准备,积极配合术后的治疗和护理,有效化解患者对手术效果的怀疑,并使其对术后出现的切口疼痛不适、功能障碍等症状有一定的心理准备,减轻患者因手术切口疼痛、功能障碍所产生的一些不良心理反应,从而不断调动患者的主观能动性,发挥语言的心理治疗作用,促进手术患者的康复。

2. 手术前签字、谈话的礼仪

手术前签字,是一种常规制度。通常情况下,医护人员是在征得患者或家属同意后才进行手术的。这是一项内容和方式都十分重要的常规工作制度,必须严格执行。手术前患者的签字表明:医护人员(院方)尊重患者对自身治疗的自主权,尊重患者的人格和权利;意味着患者及家属对医护人员的信任,对手术治疗手段的认可,并愿意承担手术的一切后果和责任。因此,手术前谈话的内容和方式也是至关重要的。以诚恳、礼貌的态度与患者或家属谈话,让他们真正感受到医护人员的工作态度科学认真、严谨求实。既要让患者或家属接受医生的意见,又要把可能发生的问题说明白,实事求是地向他们讲清楚手术治疗的意义。尤其是在准备应用新手术时,务必事先向患者及家属讲清手术原理、常用方法和可能出现的有关问题,必要时邀请患者及家属旁听术前讨论会,从而使患者深感医护人员的事业心和责任感,意识到医护人员对他是负责的,从而减轻顾虑,坦然接受手术。同时,也要注意术前谈话的客观性和全面性,绝不主观片面,或只讲好处,不谈风险,或突出患者责任,淡化医生职责。要全面介绍,中肯分析,既让患者及其家属心中有数,又避免误会,消除隐患,为自己的工作留有余地,千万不能因措辞不当而引起误会,从而引发纠纷。

(二) 术中工作礼仪

礼待患者是医护人员必须严格遵守的礼仪规范。手术给患者带来的心理压力是巨大的,医护人员的态度对患者心理的影响又是微妙的。手术中,医护人员在全神贯注、规范操作的同时,应始终避免一些无关的言谈,礼待患者,言谈谨慎,举止安详,减轻患者不必要的心理负担。

1. 礼待患者

护士对待每一个患者,无论其年龄长幼、地位高低,都应像对待自己的亲人一样,始终以高度的责任心照顾手术患者。如进手术室时,护士推着或扶着患者,边走边向患者介绍手术间的布局、设备,以打消患者对手术室的恐惧感。进入手术间后,将患者扶到手术床上,轻柔、带有保护式地帮助患者摆好麻醉体位,同时向患者介绍正确体位对手术、麻醉及预防术后并发症产生的重要性,像亲人一样爱护、安抚患者,尽力满足患者的要求。护士应以亲切、鼓励的话安慰患者,如"请放心,我在这儿"等。当手术将要结束,患者进入麻醉苏醒期时,护士先来到患者耳边,用手抚摸患者的面部,小声而亲切地呼唤患者的名字，轻声对患者说："××先生(女士、小朋友)您醒醒，手术已经做完了，您感觉怎么样?"促使患者尽快苏醒过来，配合手术后的治疗、护理工作。

2. 言谈谨慎

手术中，由于麻醉方式不同，患者的心理反应也不同，在非全身麻醉的手术中，患者对医护人员的言谈很留心，对器械的撞击声和自我体验都非常敏感。手术中，医护人员应尽可能减少交谈，更不要讲容易引起患者误会的话，如"糟了"、"血止不住了"、"错了"等，因为非全身麻醉的患者，对医护人员的一言一行都在非常认真地体会和考虑，如果术后发生一些不良情况，患者常会把手术中听到的只言片语及当时的情景联系起来，误认为那是产生问题的原因，从而导致心理失衡，影响治疗的效果。

3. 举止安详

参加手术的人员，除认真、仔细地进行手术外，还要尽量做到举止安详，不要在非全身麻醉患者面前露出惊讶、可惜、紧张、无可奈何等表情，以免患者受到不良的暗示，造成心理负担。所以，医护人员在手术过程中，应自始至终保持精细手术、默契配合，以确保手术顺利进行。

(三) 术后工作礼仪

手术完毕，并不是治疗的终结，许多病情变化都发生在术后。关心、重视术后患者的病情，及时发现并处理由此产生的问题，是保障患者生命安全和提高手术疗效的一项重要的工作。

1. 和蔼鼓励，亲切安慰

术后患者身体虚弱，又因切口的疼痛，往往情绪烦躁，心境不佳，护士要体谅患者的心情，关心爱护患者，除了通过用药物和心理暗示法减轻患者的痛苦外，还应细心地照顾好患者，鼓励患者进行相应的活动，减少并发症的发生，促进切口愈合等，给予患者更多的礼遇。

例如，手术结束后，护士将患者送入重症监护病房，将患者安置在病床上后，认真同病房护士交接，并告知家属注意患者体位、保暖等。然后，以和蔼可亲的态度告诉患者手术一切顺利、手术效果良好，表扬他战胜恐惧、配合手术，使手术圆满成功。但对那些手术效果不佳、预后不良的患者(如恶性肿瘤已发生转移的患者)，医护人员应以深切的同情心，用礼仪化的言行，不让他们受到任何精神刺激，并积极鼓励他们树立战胜疾病的信心，配合医生进行下一阶段的治疗。

2. 严密观察，正确指导

(1) 勤观察，常沟通：手术后，护士要密切观察患者术后的情况，关心患者，经常耐心、细致地与患者或家属交流，询问病情和术后情况，直到病情平稳。

(2) 科学、礼貌地解释术后的症状：护士应对术后患者常伴有的一些不适症状及其引起的疑问，礼貌、热情地向患者及家属进行科学解释，争取得到患者和家属的理解和配合，让患者认识到术后病情是逐渐好转的，以增强患者的信心。如术后出现"随症反应"(把术中体会到、听到的情况与术后的不适联系起来)，医护人员要给予指导，帮助患者减少"角色行为"，告诉患者术后不适是暂时现象，伤口愈合后不适就会消失，以减轻患者紧张的心理。

(3) 正确指导术后患者的活动：术后患者的康复离不开术后的适当活动，因此，护士应正确地指导术后患者的活动。如鼓励肺部手术后的患者多咳嗽、咳痰；对骨科手术患者，术后应要求其保持功能位和加强功能锻炼；对腹部手术患者，术后则应鼓励其进行适当活动，以加速血液循环，促进切口愈合。由于适当活动有一定的技术要求，故护士的指导不能只停留在口头上，而应现场示范，以熟练、规范的动作，当面给患者提供模仿练习的机会，有计划地协助患者进行术后活动，用直接的关爱行动，使患者得到切实的礼貌服务，取得康复成效。

五、护理操作中的礼仪

护理学是一门实践性很强的科学，护理操作是护理工作中的重要内容，是帮助患者恢复健康的重要手段之一。随着社会的发展，人们对健康需求的增加，加之法律意识的不断增强，对护理工作者也提出了更高的要求。因此，护士在严格按操作规程进行护理操作、为患者提供技术服务的同时，还要提供礼貌周到的语言和心理等服务。处理好为患者实施护理过程中的每个环节，不仅有利于患者的康复、护理服务质量的提高，而且有利于维护护理工作者自身的利益。

(一) 护理操作的礼仪要求

护理操作是与患者近距离的接触过程，也是建立良好护患关系的最佳时机，因此护理人员在操作过程中应以真诚的态度、端庄的举止、礼貌的语言，结合患者的实际情况，尊重患者的知情权，为患者实施相应的护理操作，这将有助于良好护患关系的建立，使患者以积极的心态配合疾病的治疗与护理，使护理工作得以顺利进行。

一般我们将整个护理操作的流程分为操作前、操作中和操作后三个阶段。每个阶段操作的目的与重点都不一样，所以对礼仪的要求也是有差异的。

1. 操作前的礼仪

(1) 准备充分，目的明确：在护理实践中，为患者做任何护理操作前，护理人员均应明确患者的病情、操作的目的、所需的物品、具体的操作方法、操作中的注意事项等具体内容。只有经过充分准备后的操作，才能尽可能地保护患者的安全，获得良好的效果。

(2) 仪表端庄，举止有度：在为患者进行护理操作前，护理人员不仅要保持衣帽整齐、清洁干净，还要保持得体的举止。例如：行走时轻快敏捷；推治疗车或端治疗盘的动作要规范美观；行至病房门口时应先轻声敲门，再轻推门而入，并随手将门轻轻带上；进入病房后应先向患者点头微笑，亲切礼貌地与患者打招呼，然后再开始操作前的各项工作。在操作前、操作过程中及操作完成后，护理人员自始至终都要保持良好的仪容、仪态和得体的行为举止。

(3) 解释合理，言谈礼貌：护理操作前，护理人员应用礼貌的语言认真核对患者的床号、姓名、年龄及使用药物的名称、剂量、浓度、给药时间和方法等内容，以保证操作安全、准确。同时对本次操作的目的、患者需作的准备、操作方法及在操作中患者可能出现的感觉进行简单的介绍，以取得患者的配合。通过礼貌的解释，既取得了患者的理解、同意和配合，使护理工作得以顺利进行，又满足了患者的知情权，体现了对患者

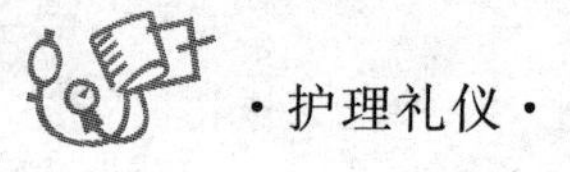

的尊重。

2. 操作中的礼仪

(1) 态度和蔼,真诚关怀:在操作过程中,对待患者的态度要和蔼亲切,言谈、表情和体态、语言都要真诚地表现出对患者的关心。操作中应注意随时与患者沟通,通过耐心地解释、及时地询问患者的感受,消除患者对护理操作的恐惧与疑虑,给予适当的安慰与鼓励,争取患者最大限度的理解与合作。

(2) 熟练操作,适时指导:熟练的操作技术、扎实的理论基础是对护理人员的最基本的职业要求,也是对患者的礼貌与尊重。在操作过程中,既要技术娴熟,又要礼貌体贴,关心和爱护患者,一边操作一边指导患者配合,同时安慰、鼓励患者,指导患者共同完成操作,这既可以减轻患者的痛苦,又可降低操作难度,提高工作质量和效率。

3. 操作后的礼仪

(1) 诚恳致谢,尊重患者:当患者配合护理人员完成操作后,护理人员应对患者的合作表示诚恳的谢意,同时也让其明确这种配合对自身健康的恢复具有重要意义。诚恳致谢,一方面是护理人员对患者的尊重的表现,另一方面也是护理人员良好礼仪修养和高尚职业道德的具体体现。

(2) 亲切嘱咐,真诚安慰:护理操作结束后,不但应对患者的配合致以真诚的谢意,还要根据患者的病情及所实施的操作项目给予患者亲切的嘱咐和安慰。这不仅是对患者的礼貌和关心,也是护理操作的一项必要程序。嘱咐是指操作后再次进行核对,询问患者的感受,观察和了解是否达到预期效果,交代相关的注意事项等;安慰则是对操作给患者造成的不适和顾虑给予合理解释等。

正确规范的护理操作,文明礼貌的服务以及恰当的操作解释,既可以使患者明确护理操作的目的和意义,又可以加深护患之间的沟通,有利于建立良好的护患关系。

(二) 常用护理操作礼仪范例

护理操作礼仪规范的培养,不仅仅是通过理论学习和反复实践,逐步熟练掌握操作前、操作中、操作后每个环节的礼仪和注意事项,更重要的是在实际操作中要能根据操作对象和具体操作要求的不同而灵活应用,要让每一位患者都能享受到优质的护理服务。下面介绍一些临床上常用的护理操作礼仪范例,供大家学习参考。

1. 生命体征的测量

【病例】 患者王某,女,35岁,教师,因发热待查入院,护士为她测量体温、脉搏、呼吸、血压。

(1) 操作前解释:

护士:"王老师,您好!我来为您测量一下体温、脉搏、呼吸和血压。这是入院常规检查的项目,每一位入院患者都要测量,测量数值可以作为医生诊断疾病的依据,也可以作为存档的资料,您在半小时内喝过热水或吃过东西吗?"

患者:"没有,喝热水、吃东西会对测量结果有影响吗?"

护士:"是的,这样有可能会使体温升高。好的,现在我就先给您测量体温。"

(2) 操作中指导:

护士:"我来帮您,请您将衣服解开,我用纱布把您腋窝的汗液擦干。"

患者:“为什么要擦干腋窝呢?”

护士:“因为天气热,腋窝有汗会导致测量结果不准确。”

患者:“噢,我明白了。”

护士:“请您把手臂放在胸前将体温计夹紧,15 min后就可看到结果了。”

患者:“原来测体温还这么讲究,我在家可没这么做。哎呀,我没戴手表怎么办,没法看时间?”

护士:“我这儿有表。您放心,这是我的职责。”“请您不要动,我来给您数脉搏、测呼吸。”“您的脉搏正常,每分钟86次,呼吸每分钟22次。”

患者:“我没看见你测呼吸呀?”

护士:“我已测过了,在给您数完脉搏之后,紧接着就测了。我没告诉您,是怕影响您的正常呼吸,这样您的呼吸会自然些,计数更准确。现在给您测血压,请您把这一侧的袖子脱下,并保持安静。”

患者:“听说测血压得先休息一会儿,是吧?”

护士:“是的,您的血压正常,收缩压是120 mmHg,舒张压是85 mmHg。时间到了,请您把体温计拿出来给我。”

患者:“好,我发烧吗?”

护士:“您的体温有点高,是38.8 ℃。”

(3) 操作后嘱咐:

护士:“别着急,您先休息一下,我把这个结果给医生看,等会儿还要做其他检查,争取尽快把发烧的原因查清楚。”

患者:“谢谢,通过你的检查,我还真学了不少知识。”

护士:“不客气,这是我应该做的,谢谢您的配合。”

2. 口腔护理

【病例】 患者李某,女,65岁,退休干部,因上消化道出血昨晚急诊入院,目前禁食,生活不能自理,每日进行口腔护理两次。

(1) 操作前解释:

护士:“李大妈,您是昨晚住院的吗?晚上睡得好吗?现在还感到头晕吗?”

患者:“换一个新地方还不太习惯,夜里睡得不踏实,头有点儿晕。”

护士:“您身体还比较虚弱,起床刷牙不方便,现在我来帮您漱漱口、洗洗牙好吗?这样可清除您口腔中的病菌和气味,预防口腔炎,您也能感觉舒适一些。”

患者:“这要怎样做?会不会很麻烦?”

护士:“就像平时刷牙一样,只不过不是用牙刷,而是用盐水棉球擦拭,我会尽量小心、轻稳地擦拭,不会让您感到辛苦的,请您放心。”

(2) 操作中指导:

护士:“大妈,您躺好,头向我这边侧一点。我给您垫上治疗巾,这样可以保护您的衣领和被头不被弄湿。”“请您张开嘴,我先检查一下好吗?好,现在请您吸水漱漱口,漱口水请吐在弯盘内。”“请您再张开嘴,我现在给您擦牙齿。”“您配合得很好,感觉累吗?如果不舒服就告诉我,马上就要好啦。”(护士边操作边指导患者配合,并鼓励患者,同时观察患者反应)

(3) 操作后嘱咐：

护士："现在感觉怎样？是不是会舒服一点。您配合得很好，非常感谢！下午我再为您做一次，好吗？"

患者："好的，姑娘，你真好，谢谢你啦！"

护士："别客气，这都是我应该做的，您满意就是我们最大的心愿。有事请您按呼叫器，我也会经常来看您的，您安心休息！"

3. 药物过敏试验

【病例】 患者赵某，男，40岁，工程师，呼吸道感染并发热，拟进行青霉素输液治疗。护士在输液之前进行青霉素皮试。

(1) 操作前解释：

护士："赵先生，您好。您的发热是由呼吸道感染引起的，需要马上给您输液，输的药物是氨苄青霉素，这种药抗感染一般很有效，但极个别人会出现过敏，为了安全，用药之前要先做皮试。请问您以前用过青霉素吗？有没有对其他药物过敏？家里有人对青霉素过敏吗？"

患者："我以前用过青霉素，没有过敏。我对其他药物也不过敏。这样应该可以用这种药吧？"

护士："虽然您以前用过这种药，但是现在还是要做过皮试才能确定您是否能用此药。"

患者："好的，我明白了。你们对患者真负责。"

护士："皮试的时候，我会在您前臂上打一针，可能有点儿疼，您不要害怕，我会很小心，希望您能配合。"

(2) 操作中指导：

护士："我现在给您做皮试，请您把手臂伸出来，我帮您把衣袖卷起来好吗？""我现在在帮您消毒，是不是感觉皮肤有点凉。"

(穿刺成功后)

护士："已经好了，感觉怎么样？"

患者："还好，你的技术还不错！"

(3) 操作后嘱咐：

护士："皮试已经做完了。您现在感觉怎么样，有没有哪里不舒服？"

患者："我感觉还可以，没有什么不舒服的。"

护士："您先休息一会，不要按揉注射部位，20 min后我来看结果，这期间你不要离开病室，如果有不舒服的感觉，如胸闷、心慌、头晕、嘴唇发麻或手臂注射处出现痒、火辣辣的感觉等，请立即按呼叫器，我会立即过来看你的。谢谢您的合作。再见！"

4. 静脉输液法

【病例】 患者刘某，男，45岁，司机，呼吸道感染、咳嗽、咳痰，给予输液治疗。

(1) 操作前解释：

护士："刘师傅，您好！我是今天的治疗护士，负责您今天的治疗。您是叫刘××，对吗？马上要给您输液，您要不要先方便一下？""请您把手伸出来让我看看好吗？"

(2) 操作中指导：

护士："您准备好了吗？现在开始给您输液。""请您把手伸出来，握紧拳头，扎针的时候可能有点疼，一会就好，请坚持一下好吗？"

患者："没事的，请放心扎好了，我不紧张。"

护士："好啦，请您松开拳头。"

患者："你的技术真好。"

(3) 操作后嘱咐：

护士："好啦，谢谢您的配合。我现在用胶布帮您固定好。这组液体输的是头孢曲松钠，作用是抗感染，因为输液时间比较长，您活动时一定要小心，否则针头穿破血管还得重新扎一针，会增加您的痛苦。""液体点滴速度我已调节好了，每分钟 60 滴，请您不要自己随意调节。"

患者："为什么要调节为每分钟 60 滴呢，输液速度还有讲究吗？"

护士："是的，输液滴速是根据患者的心脏功能、年龄大小和药物性质的不同来调节的，一般情况下，成年人每分钟为 40～60 滴。输液速度太快会加重心脏负担，特别是有心脏病的患者输液速度太快会比较危险。您年轻，心脏功能又好，所以给您调节到每分钟 60 滴比较合适。"

患者："哦，我明白了，这护理也是有学问的，难怪人们常说'三分治疗，七分护理'呢！"

护士："谢谢您这样看待护理工作！输液过程中如果觉得哪儿不舒服或有事请按这里的呼叫器，我也会经常来看您的，并会及时为您更换液体(或拔针)，您安心休息吧。"

5. 氧气吸入疗法

【病例】 患者江某，男，70 岁，退休工人，慢性阻塞性肺病、心力衰竭，因呼吸困难而给予氧气吸入治疗。

(1) 操作前解释：

护士："江大爷，您现在喘得厉害，心里憋得难受吧！我现在给您吸点氧气，吸氧后您就会感觉舒服一些。您不用担心，现在用的是鼻塞法吸氧，就是把这鼻塞塞在鼻孔里，把后边的这个固定带套在头上就行了，很方便的，您很快就会适应。"

(2) 操作中指导：

护士："大爷，您躺好，我先用这湿棉签给您清洁一下鼻腔，以便氧气进入顺畅……我已经把氧气流量调节好了，来，我帮您塞上鼻塞，头稍抬一下，套上固定带。固定带松紧合适吗？""我再为您调节一下，现在可以吗？(患者点头)大爷，谢谢您的配合。"

(3) 操作后嘱咐：

护士："您现在感觉怎样，好些了吗？"

患者："吸上氧感到强多了，但就是觉得鼻孔里有点刺激感，不舒服。"

护士："是的，那是氧气气流的刺激，刚开始会有点不适应，过一会就好了，等您感觉气喘好些，我再把氧气流量调小一点，就会舒服些。"

"大爷，现在您已经吸上氧气了，还请您和您的家人遵守医院的有关规定，注意用氧安全，不能在这儿吸烟，也不能使用电炉或酒精炉烧饭、煮东西等；这氧气筒及氧气表上的开关也请您不要动，我会经常来看您的，您安心休息吧。"

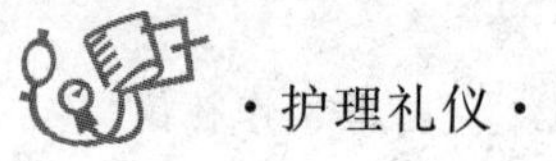

6. 女患者留置导尿管术

【病例】 患者杨某，女，38岁，某商店营业员，子宫肌瘤，手术前留置导尿管。

(1) 操作前解释：

护士："杨女士，早上好！今天上午9点您就要做手术了，手术前需要为您留置导尿管，主要是为了排空膀胱以便于手术操作，请您配合。"

患者："我从没有插过导尿管。疼不疼，会不会很难受？"

护士："不疼，就是在插管时会有一点儿胀的感觉，只要配合得好，是可以减轻这种不适感的。请您不要紧张，我保证动作很轻稳，不会让您感到不适的。"

(2) 操作中指导：

护士："插尿管前要先清洗一下外阴，以减少会阴部的分泌物和细菌，防止发生感染。"

"请您平躺着，把左侧裤腿脱掉，两腿分开，对，就是这样……很好，现在我帮您擦洗了，消毒液可能有点凉，请您忍耐一下，很快就好。"

"因为导尿需要一个无菌的环境，所以还要局部消毒，现在我帮您消毒尿道口，消毒液有一定的刺激性，可能会有点不舒服，请您放松。"

"现在给您插管了，请您放松，不要用力，来做一下排尿动作，好一些了吗？您配合得很好，插管成功了。现在我把导尿管用胶布帮您固定好，以免脱落。我把尿袋也接好了，您可以把两腿放平啦，我帮您把被子盖好。谢谢您的合作。"

(3) 操作后嘱咐：

护士："杨女士，请您记住不要自己牵拉导尿管，同时，翻身时也要注意导尿管，不要压住或拽出。手术室护士一会儿就来接您去手术室。"

患者："我还是有些担心，不知手术会怎样？"

护士："您放心，这只是一个普通的手术，手术室的小张您也见过了，手术时她会一直守在您身边。手术后24 h导尿管就可拔掉，您就可以下床解小便了。祝您手术顺利！"

7. 皮肤准备

【病例】 患者孙某，男，45岁，某公司职员，慢性胆囊炎、胆石症，手术前一日进行手术区的皮肤准备。

(1) 操作前解释：

护士："孙先生，您好！明天您就要做手术了，现在我要为您做手术区的皮肤准备，请您随我到处置室来。"

患者："手术前还要做皮肤准备？"

护士："是啊，皮肤准备就是把您手术部位的皮肤清洁一下，去除皮肤表面的毛发、污物及微生物等，这样可以减少术后感染的机会，有利于伤口的愈合。"

(2) 操作中指导：

护士："孙先生，请您躺在这床上，我先用肥皂水湿润皮肤，您不要动，我现在帮您把皮肤上的毛发剃去……再用热水把毛发、皂液、污物洗干净。感觉怎么样？没有不舒服吧。其实，皮肤准备是很简单的。"

"孙先生，您的手术要取腹部正中切口，所以我要对您肚脐内的污垢再处理一下

(边解释边帮患者擦拭)。”

(3) 操作后嘱咐:

护士:“孙先生,皮肤准备工作做好啦,您可以起来了。请您回病房再洗个澡,换上干净衣服,并修剪指甲,注意不要受凉,防止感冒,洗澡时不要用力搓揉皮肤,以免损伤皮肤而影响手术。好了,我带您回病房吧,谢谢您的合作!”

8. 灌肠法

【病例】 患者易某,女,65 岁,家庭妇女,护士为她做造影检查前的准备工作。

(1) 操作前解释:

护士:“易大妈,医生今天要给您做造影检查,检查前要先把您肠腔内的东西都排出来,这样检查时才能看得清楚。为了帮您把肠腔内的东西排干净,我现在给您进行灌肠。”

患者:“什么是灌肠?”

护士:“灌肠就是从解大便的地方插一根像小指头那么粗的管子,从管子内注肥皂水到您的肠道里,帮您解大便,反复解几次,肠腔就干净了。灌肠时有一点儿胀的感觉,哈哈气就好了。”

(2) 操作中指导:

护士:“大妈,您侧过身子背对我睡下,我帮您把裤子往下拉一点好吗……来,请您放松,张口哈气……好了,插管成功了,现在正向肠腔灌肥皂水呢,还舒服吗?”

患者:“就是肚子里有点胀,想解大便。”

护士:“您大口哈哈气,我再把液体放慢一点(边与患者交谈,边观察患者反应),这样好些没有?”“液体流完了,可以拔管了。”

(3) 操作后嘱咐:

护士:“易大妈,液体已经灌进去了,您要尽量忍耐一会,等大便软化了再解出来,这样效果才好。现在有哪儿不舒服吗?我把便盆给您放好,卫生纸在这儿,您解好后,请按呼叫器,听到呼叫我会来帮您处理的,谢谢您的配合!”

重点提示

本项目主要介绍护理工作礼仪。在护理工作中,护理人员的言谈举止应符合规范的礼仪要求,应创造温馨、和谐的医疗环境,以利于良好护患关系的建立。

能力检测

一、A_1 型选择题

1. 门诊护士必须练就的基本功是(　　)。

A. 得体的问候和灿烂的微笑　　B. 准确、及时的护理操作

C. 良好的外在形象　　D. 与人沟通的能力

E. 熟练的操作技能

2. 关于病房护理工作礼仪的叙述,不正确的是(　　)。

A. 各个阶段对护理工作礼仪的要求都是相同的

B. 护理工作礼仪有助于优化护患关系

C. 护理工作礼仪有助于树立患者战胜疾病的信心

D. 应当将护理工作礼仪贯穿工作始终

E. 对不同的病区,护理工作礼仪的要求也有差异

3. 医院工作人员中与患者见面的第一人常常是下面哪种护理人员?(　　)

A. 门诊护士　　B. 急诊护士　　C. 内科护士

D. 外科护士　　E. 手术室护士

技能训练

[内容]

接待礼仪。

[目的要求]

(1) 熟悉接待礼仪。

(2) 掌握新入院患者的接待礼仪。

(3) 培养学生严谨、务实、精益求精的工作作风,养成在护理操作中良好的礼仪习惯。

[准备]

(1) 用物准备:治疗盘内备血压计、体温计、听诊器、秒表、记录本、笔、弯盘、纱布、消毒液、入院介绍卡。

(2) 环境准备:模拟医院病区环境,室内清洁、安静、明亮。

(3) 护生准备:

① 护生应衣帽整齐,着装整洁,符合护士行为规范的要求。

② 复习门诊护士接诊礼仪、病区护士迎接新患者的礼仪以及护理操作中的礼仪等内容。

③ 角色扮演:课前分组,每两名学生一组,根据案例情景内容安排角色和内容,一位扮演护士,另一位扮演患者。

(4) 案例资料

情景一:在某医院门诊大厅,李护士是今天的导诊护士,这时一位头发花白的老人在家人的搀扶下从大门缓慢走了进来。

情景二:王护士正在护士站整理病历资料,电话铃响了,接到住院处电话通知,有一位患有急性肠胃炎的女患者需住院治疗,请做好接待准备。随后来了两位年轻女性,其中一人扶着另一人,手中拿着住院证,被扶者面色苍白,精神欠佳。

情景三:某医院外科病区,患者李某,胃大部切除术后第三天,一位护士遵医嘱准备为患者进行注射治疗。

[训练过程]

(1) 教师讲解:向学生讲解情景设置的具体要求与实践要点。

(2) 分组训练:以小组为单位,采用角色扮演法进行训练,教师巡回指导。

(3) 技能实训内容与过程：

① 护士的仪容仪表，面部表情及语言行为。

② 门诊与病区不同环境下护士礼仪的要求。

③ 护士操作礼仪要分别体现操作前、操作中、操作后不同阶段的礼仪要求。

④ 护士离开患者的告别礼仪。

[评价要点]

(1) 技能发展评价：是否衣帽整齐，举止端庄，语言文明、规范，称谓恰当；操作、解释合理，指导得当，各项嘱咐交代清楚。

(2) 团队合作评价：是否积极参与，相互配合默契，练习过程有序，荣誉感强。

(3) 创新意识评价：操作是否熟练，能否换位思考。

(4) 职业情感评价：对患者的态度是否温和、亲切，面带微笑；是否尊重患者的隐私权；是否关心患者，及时满足患者的需要。

（胡晓玲　黄丽萍）

项目八　求职礼仪

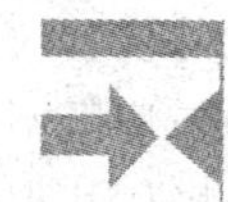

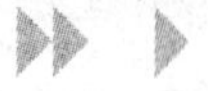

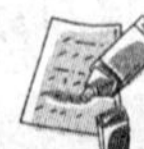

学习目标

1. 掌握书面求职礼仪的写作方法。
2. 掌握面试礼仪中各个环节的礼仪要点。
3. 熟悉求职礼仪的特点和种类。
4. 了解在求职中可能遇到的问题,并能恰当应对。

项目描述

本项目主要介绍求职礼仪的概念和特点,书面求职礼仪、面试礼仪的注意事项。通过本项目的学习,让护生了解求职礼仪的基本知识,树立正确的就业观念,为今后求职、就业、创业做好充分的准备;帮助其做好求职应聘的准备工作,充分发挥大学生各自在求职中的优势,理解并掌握面试前、面试中、面试后三个环节的礼仪要点,并将它运用到实际生活中,提高求职的成功率。

案例引导

一次某医院招聘护士,由于待遇优厚,应聘者很多。即将毕业的小张同学前往面试,她下穿迷你裙,上着露脐装,涂着鲜红的唇膏,轻盈地走到一位考官面前,不请自坐,随后跷起了二郎腿,笑眯眯地等着问话。三位考官互相交换了一下眼色,主考官说:"张小姐,请回去等通知吧。"小张一听,喜形于色道:"好!"拎起小包飞跑出门。

问题:

1. 小张能等到医院录用通知吗?为什么?
2. 假如你是小张,你会为这次面试作怎样的准备?

一、概述

(一)求职礼仪的概念

求职礼仪是公共礼仪的一种,它是求职者在求职过程中与招聘单位接待者接触时礼节、礼貌方面的体现。它通过求职者的仪表、仪态、言谈、举止以及应聘资料等体现求职者的内在素质,是求职者在长期社会生活中形成的交际交往习惯、思维定式和行为习惯的外在表现。

（二）求职礼仪的特点

1. 求职礼仪具有广泛性

在计划经济时期，大学生就业由国家包办，统招统分，大学生犹如一颗算盘珠子，拨到哪儿算哪儿，一次分配定终身，“供”、“需”不见面，大学生无须自己考虑分配问题，而是坐等组织分配和安排。社会主义市场经济改变了以前的就业制度，实行毕业生自主择业的就业制度。“自主择业，双向选择”，这意味着大学生择业有了自主权和广泛性。因此，从求职专业角度来说，求职礼仪具有广泛性。

我国作为人口超级大国，有着较丰富的劳动力资源。每年都有大量的新增人口，大中专院校毕业生源源不断地融入求职大军。在今后相当长的时期里，还会有越来越多的人为实现自己的社会价值，为实现人生目标，为了生计走进人才市场。因此，从求职人群看，求职礼仪具有广泛性。

2. 求职礼仪具有时机性

求职具有很强的时机性。尽管求职者在与招聘方接触之前做了大量准备工作，但面试结果却仅在双方接触的短暂时间里决定，尤其是面试求职，招聘方从面试者的一言一行、一举一动中迅速作出判断，结果就可能会影响到一个人的前程。所以，要想在众多的应聘者中脱颖而出，把握好第一次见面机会至关重要。

3. 求职礼仪具有目的性

招聘、应聘双方目的都非常明确。招聘方的目的是，招聘那些技能强、素质高的人员。招聘者通过对求职者的仪表、言谈、行为礼仪的观察，形成第一印象，并把这些作为是否录用的重要条件。求职者的目的更为直接，希望在短暂的时间里给招聘方留下最佳印象，促使面试求职成功。

（三）求职礼仪种类

随着人才市场的不断拓宽，招聘形式也在不断创新，大体可分为三种形式：书面求职（图 8-1）、面试求职（图 8-2）和网络求职（图 8-3）。各种形式可以单一出现，也可以综合出现。例如，一些招聘广告中，明确提出只需寄个人简历，谢绝上门拜访。而一般的用人单位往往是在审核书面材料的基础上，经面试合格后才能获得相关职位。不管是何种形式的求职，正确、恰当地运用求职礼仪是求职成功的重要因素。

二、书面求职礼仪

求职最常见的形式之一就是书面求职。书面求职是一份写在纸上的“自我介绍”，它能以无声的语言起到自我宣传、自我推销和说服招聘单位录用的作用。因此，对于求职者来说，书面求职显得至关重要。写好求职信是敲开职业大门的重要步骤。

（一）求职信的写作方法

求职信是个人求职意愿的反映。求职信没有十分严格的格式，一般由开头、主体和结尾三部分组成（表 8-1）。

1. 开头

“开头”说明写信的目的，一般包括称呼、问候语、缘由和意愿等。称呼即用人单位

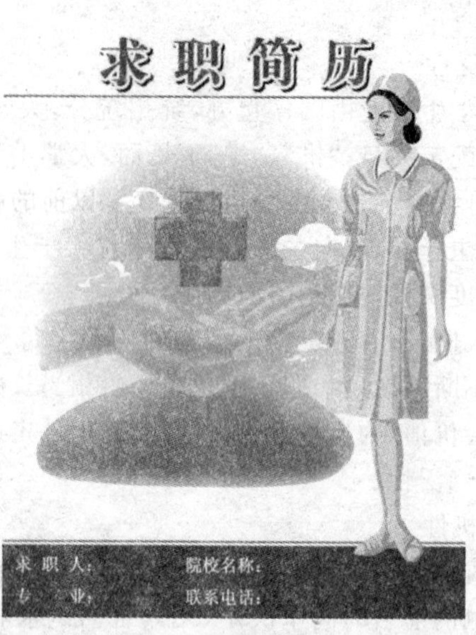

图 8-1　书面求职

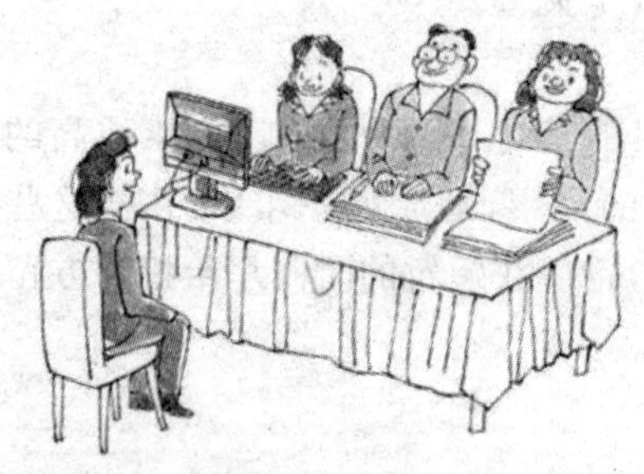

图 8-2　面试求职

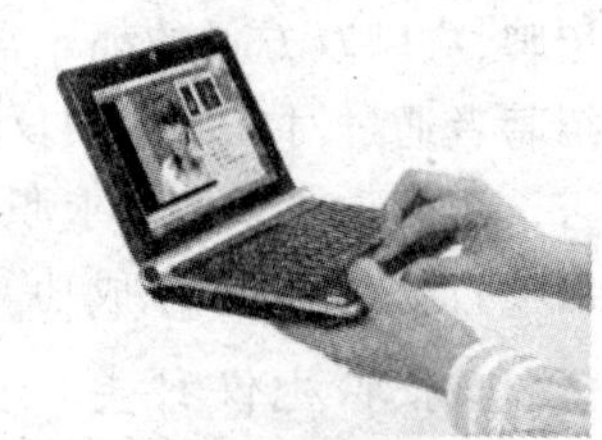

图 8-3　网络求职

的全称；问候语一般写“您好”；缘由和意愿要根据具体情况而定。撰写时要紧扣主题，要一开始就能抓住招聘单位的注意力。开头方法有以下几种。

(1) 赞扬目标单位近期取得的成就或发生的重大变化，同时表明自己渴望加入的愿望，其中如果能提及一两位能使招聘单位敬仰的人，更能引起对方的注意。

(2) 表述自己的特长和能力。

(3) 说明招聘岗位要求有哪些技能，然后陈述自己的工作能力，表明自己有足够的能力胜任此项工作。

2. 主体

主体部分阐述求职者的资格和能力，要重点阐述自身所具有的对目标工作有用的知识和技能，主要包括求职资格、工作经验、相关社会经历和个人素质。

另外，如果目标单位在招聘时要求写明薪金待遇，作为求职者，应该在这一部分提出对薪水的要求，对于该类问题一定要做到心中有数，过高会把对方吓跑，过低又有“微不足道”之嫌。数目应该根据自身能力和市场行情而定。

最后，应该提及一下求职者个人简历，提醒对方查阅附加材料，以进一步加强招聘单位对求职者的注意。

3. 结尾

结尾部分往往请求对方给予面谈机会。写作口气要自然，不可强人所难。

表 8-1 求职信示例

尊敬的某某护理部主任：

您好！

我叫刘佳明，就读于某某学校护理专业，系统学习了医学基础知识、护理基础知识和护理临床知识，特别是学习了有关现代护理学的专业知识，如护理礼仪、护理专业英语、护理管理学、社区护理等课程，学习成绩优秀，曾连续三年获得校级一等奖学金。我已通过全国计算机等级考试二级考试、英语四级考试。

在某某医院实习的一年当中，我积累了一定的临床工作经验。同时，我具有较好的人际沟通能力、管理协作能力和较强的团队精神。如果我有幸加入贵医院，我将在您的领导下和大家一起为提高医院的护理质量竭尽全力做好工作。

我的个人简历与相关材料一并附上，诚望您能给我面试的机会。谢谢！

此致

敬礼！

求职人：刘佳明

（二）个人简历的写作方法

个人简历一般包括三个主要部分：介绍个人概况；说明本人的求职目标、陈述求职资格和工作能力；附加参考性资料。个人简历要尽可能做到格式化，因为个人简历不仅仅是一份资料，同时也是向用人单位进行自我推销的商业性文件。格式化一方面有助于强调重点，另外一方面也可以避免遗漏。同时，格式化后的个人简历会使材料简洁明了，具有较强的说服力。

1. 介绍个人概况

这一部分主要是简单介绍自己的基本情况。用一目了然的格式、简洁的语言说明个人的基本情况，内容主要包括姓名、性别、民族、政治面貌、籍贯、最高学历、通信地址及联系方式等。

2. 说明本人的求职目标、陈述求职资格和工作能力

(1) 求职目标：求职者所希望谋求的工作岗位。该项可以用一两句简短、清晰的话来说明。求职目标要尽可能充分体现自己在该方面的优点和专长，尽量把选择目标描述到具体科室或部门，以免降低录用的机会。例如，“本人性格外向，具有较好的人际交往能力和有效的沟通能力，能胜任门诊护士的工作”，就比“本人有较强的综合素质和能力，可以胜任多方面的工作”更具体、更具有针对性、更有助于招聘单位进行筛选和安排工作、更能打动招聘者。

(2) 求职资格与工作能力：个人简历的重要组成部分，它具有相当强的说服力。因此，该部分陈述的语气要积极、坚定、有力、中肯，可以适当列举一些具有说服力的事例，不要让人产生疑问。其中，学历、工作经历及相关的资料信息是这一部分的主要内

容。

3. 附加参考性资料

为增加简历的真实性和可信性，可在结尾附上有助于求职成功的相关证件和资料，如毕业证、英语水平证书、计算机等级证书、各种技能水平测试证书、各种社会活动奖励证书、资格证、培训证以及科研成果、专利证书、设计作品、发表的论文等。这些均是求职者综合素质的体现，对求职者求职是否成功有很大的帮助。如果有知名专家、教授、权威人士或原单位领导的推荐信，则会起到事半功倍的效果。

4. 个人简历写作示例

个人简历示例如表 8-2 所示。

表 8-2 护士个人简历写作示例

<table>
<tr><td>姓　名</td><td>刘佳明</td><td>性　别</td><td>女</td><td rowspan="6">照片</td></tr>
<tr><td>出生年月</td><td>1988.8</td><td>民　族</td><td>汉</td></tr>
<tr><td>政治面貌</td><td>中共党员</td><td>健康状况</td><td>良好</td></tr>
<tr><td>籍贯</td><td>某省某市</td><td>最高学历</td><td>大专</td></tr>
<tr><td>毕业学校</td><td>某省医学院护理系</td><td>联系电话</td><td></td></tr>
<tr><td>通讯地址</td><td></td><td>邮编</td><td></td></tr>
<tr><td>求职目标</td><td colspan="4">护理人员</td></tr>
<tr><td rowspan="3">所受教育</td><td colspan="4">2000.9—2003.7 就读于某市××中学(初中)</td></tr>
<tr><td colspan="4">2003.9—2006.7 就读于某市××中学(高中)</td></tr>
<tr><td colspan="4">2006.9—2009.7 就读于某省医学院护理系</td></tr>
<tr><td rowspan="4">所学主要专业课程</td><td colspan="4">医学公共课程类：英语、计算机、思想政治理论课等</td></tr>
<tr><td colspan="4">医学基础课程类：解剖学、病理学、生理学、生物化学、药理学、组织胚胎学等</td></tr>
<tr><td colspan="4">护理专业基础课程：护理学导论、护理教育、基础护理学等</td></tr>
<tr><td colspan="4">护理专业临床课程：外科护理学、内科护理学、妇产科护理学、儿科护理学、社区护理等</td></tr>
<tr><td rowspan="3">学生工作</td><td colspan="4">2000—2003 年任学习委员</td></tr>
<tr><td colspan="4">2003—2006 年任班长</td></tr>
<tr><td colspan="4">2006—2009 年任班长兼学生会主席</td></tr>
<tr><td rowspan="3">社会实践</td><td colspan="4">2006 年暑假，在某社区进行居民健康状况调查</td></tr>
<tr><td colspan="4">2007 年暑假，参加农村爱心服务活动</td></tr>
<tr><td colspan="4">2008 年暑假和 2009 年暑假，在某医院实习</td></tr>
<tr><td rowspan="3">大学获奖情况</td><td colspan="4">第一学年：获“省政府奖学金”</td></tr>
<tr><td colspan="4">第二学年：获“学院奖学金”</td></tr>
<tr><td colspan="4">第三学年：获“优秀学生干部”称号</td></tr>
</table>

续表

计算机技能	获得全国计算机等级考试二级证书，能熟练使用 Word、Excel、Office 等办公软件，熟练掌握有关数据库的使用，熟练掌握中英文打字
英语能力	获得国家大学英语四级合格证书，有较好的听、说、读、写能力，具有较好的口头交流能力
自我评价	具有良好的思想品德，有较强的责任心和团队意识，知识面较广，专业基础较为扎实，具有较强的自学能力，善于独立思考，具有较强的人际交往能力，善于与他人进行沟通和交流，有较强的工作能力。 忠诚、耐心、不怕苦、不怕累、不怕脏是我对护理事业永远不变的誓言

（三）书面求职材料写作要求

1. 外观整洁、格式规范

求职信作为首次与用人单位接触的传递个人信息的正式文件，是求职者信息真实、完整、准确的反映。在格式化写作的基础上完成相关内容的陈述时，在书写款式、字体种类、字迹色彩、书写材料及外观上不可忽视。

书写款式要大方、自然；求职信中的称谓、开头问候语、正文、结尾应酬语、祝颂词、署名及时间等都应合乎一般书信的写作规范，注意其结构、层次、顺序和书写格式。用纸用料、笔墨颜色也要体现出应有的礼节。信纸要选用白色、质地优良的纸张，避免色彩太艳或印有卡通图案的信纸，做到庄重、整洁、大方。应使用黑色、蓝色钢笔书写，不要用圆珠笔，以免被认为不严肃。红色笔书写或打印，意味着拒绝交往，应禁止使用。

2. 字迹工整、词句精练

求职信主要靠文字来表达内容，文字书写不仅要让人看懂，还要让人看着赏心悦目、心情愉快。这也可直接体现礼貌和尊重别人的美德。求职信要做到字迹工整、清晰，用词规范，禁止错别字、漏字和涂改，以免给人留下不严肃、不踏实、草率、马虎、不尊重他人人格等不良印象；求职信中词句要准确、通顺，条理要清晰、简洁，避免拖沓、冗长、乏味的叙述。用词要规范，表达要恰当，不要矫揉造作，故意堆积华丽的辞藻，以免给人留下浮夸的印象。

3. 实事求是、真诚取信

求职信是自我能力展示的广告，通过阅读求职信，可以使用人单位获知求职者能做什么、为什么能做、怎么做等。所以，求职信一定要提供令人信服的事实，要真实地概括个人的基本情况、学历、资历、能力和求职动机。重点强调自己的优点和强项，至于自己的不足或者弱项，可以在适当的时候一带而过。不要说自己无所不能，更不要谎报文化程度，这不但不利于求职，还有损自己的形象，而且是对对方的欺骗和不尊重。

三、面试礼仪

面试是一种经过组织者精心设计的在特定场景下以考官与考生面对面交谈、观察等双向沟通的方式，是由表及里测评考生的知识、能力、经验等相关素质的一种考试活

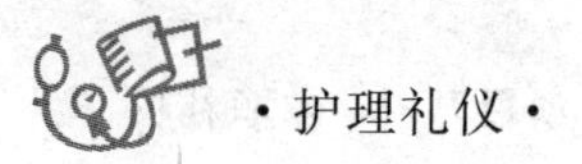

动。在参加护士招聘面试中,需要掌握三个原则:实事求是、随机应变、自圆其说。其中,后两者体现了灵活性的特点,但必须以实事求是为前提和基础。要在短暂的面试时间里更充分地展示自我,就需要应聘者在面试前做好充分的准备。

(一) 面试前的准备

1. 做好心理准备

求职面试时,大多数人都会有忐忑不安、不知所措的心理状态。如果在面试前做好充分的心理准备,可缓解面试时的心理压力,从而有助于面试成功。应聘者在面试前可以采取以下几种方式来缓解面试时的心理压力。

(1) 了解自我:面试的时间一般都比较短暂,如何充分利用有限的时间,给招聘者留下积极、肯定而又深刻的印象就显得尤为重要。人贵有自知之明,应聘者不仅要知道自己的优点,还要认识自己的不足。面试前可以把自己的优点和不足一一列举并写在纸上。面试时对于自己的优点要尽量发挥好,而不足之处则要在面试中加以注意,做到扬长避短。

(2) 充满自信:自信是求职者面试前必须具备的心理素质。自卑而又胆怯者,在紧张而又短暂的面试过程中,做到举止大方是很困难的。因此,应聘者在面试前应熟记自己的各项求职资格和工作能力,可以反复大声朗读,或者在熟人或朋友面前多次陈述,直到把所有的内容倒背如流,达到能够轻松自如地表述为止;还可以通过随时提醒自己该目标岗位对于自己的重要性,来强调自己求职的迫切心态;最后,提醒自己不要随便否定自己,这次求职不成功,下次还可以继续努力。

(3) 提前熟悉面试环境:如有可能,事先到即将面试的地点看看,熟悉环境可以缓解面试时的紧张情绪。

2. 保持良好的身体状态

健康的体魄既是体现个人全面发展的重要标志,也是顺利完成学习和工作的个人必要条件。因此,求职者平时就要养成良好的卫生习惯和健康的生活方式,积极参加体育锻炼,保持自身良好的身体状态,从而在面试时给招聘单位一种精力充沛、健康向上的感觉,提高被录用的成功率。

3. 培养扎实的专业基础

培养扎实的专业基础不仅是面试前应注意准备的内容,同时也是护生在校学习期间应该不断努力的方向。学生在校期间应发奋学习,培养刻苦钻研、精益求精的学术作风,注重技能训练,练就一技多能甚至多技多能,从而在应聘时展现较好的专业素质和形象。

4. 适当了解招聘单位的情况

俗话说,“知己知彼,百战百胜”。求职者在求职之前,不仅要对自己有一个全新的认识,还要了解目标单位的有关情况。有些面试者认为:求职者要想赢得他们的满意,首先就必须了解招聘单位的相关情况,了解招聘单位需要什么样的职员,这样,面试者才会对求职者作进一步的考察和选择。面试前需要了解的有效信息大致包括三个方面:一是有关用人单位的信息,主要包括单位的性质、规模、产品、效益、发展前景、招聘岗位、招聘人数等;二是有关用人条件的信息,包括对招聘人员的性别、年龄、学历、阅历、专业、技能、外语等方面的具体要求和限制；三是有关用人待遇的信息，包括工资、福利（补贴、假期、住房、医疗、保险等）。

5. 面试时的着装与仪容的准备（图 8-4）

面试常常是一个相对短暂的时间。要想在短短的面试中给招聘者留下良好的印象，求职者的仪容仪表至关重要。研究表明，交往双方初次接触时，面试者的仪容仪表对交往双方彼此印象的形成起到 90% 的作用，因此，面试前，求职者一定要注重面试服装与仪容的准备，以给招聘者留下良好的印象。

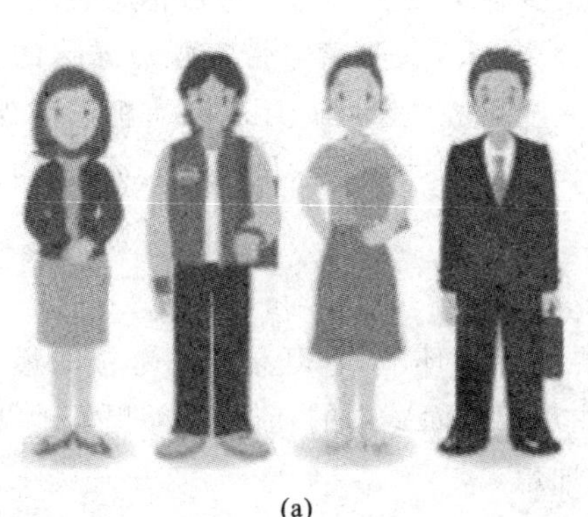

(a)

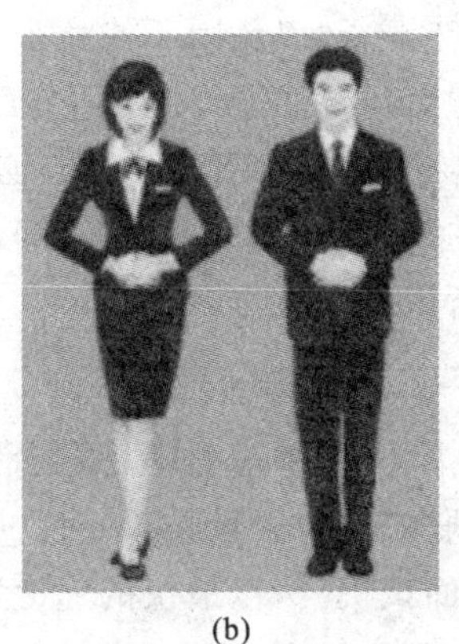

(b)

图 8-4　仪容仪表规范

(1) 着装：求职者服装要合体，讲究搭配，展现出正统而不呆板、活泼而不轻浮的气质。无论应聘何种职业，面试着装均要遵循“朴素典雅”的原则。

男性以穿着深色或色调反差较小、款式稳健的套装西服为宜，配以整洁的衬衫和对比不强烈的同一色系领带。如天气较热，也可只着衬衣，面料以棉、麻、精纺或混纺为好，色调以柔和为佳，最好着黑色的正装皮鞋，严禁穿无包头、包跟的凉鞋和拖鞋。较好的面试着装是深蓝色西装、白衬衫、深色裤子、黑色皮鞋，领带的图案和色泽不可太过于招摇，以纯色、条纹、圆点等图案为佳。

女士以穿着得体的裙装或套装为宜。天气冷时，西装或短外套比较合适，冬装也要选择简洁明快的，一般不要穿运动装、牛仔装、T 恤、透明的纱质或轻薄面料的服装，以免给人以不庄重之感。鞋子应以不露脚趾的中跟皮鞋为宜，着裙装时应配以与肤色相近的连裤丝袜。有时，护生在面试时会被要求着护士服，在穿着时就一定要严格遵循护士服的着装要求。

(2) 仪容：面试时，男士应保持头发干净、清爽、卫生、整齐。发型宜简单、朴素，鬓角要短。一般以庄重、大方的短发为主导风格，要求前不盖额、侧不遮耳、后不及领。还要注意将胡须刮净。中国习俗中男士一般不提倡涂脂抹粉和使用香水。另外，还要注意一些细节：不要有头屑；指甲不要过长；袖口不要发黑、发黄等。

女士要保持端庄、干净的形象，发型应端庄、简约，避免滥用饰物。如果必须使用发卡之类饰物时，应遵循朴实无华的原则，选择蓝、黑、棕等较深的颜色。女性的颜面修饰在面试时显得尤为重要，颜面修饰不仅包含了自尊自爱的含意，更是对交往对象的尊重。女士的颜面修饰，应以表现年轻女性的特质为佳，“素面朝天”给人以不拘小节甚至懒散的感觉，而“浓妆艳抹”则给人以过分招摇和俗气的感觉。所以，颜面修饰要清晰、素雅，色彩和线条的运用要“宁淡勿浓”，恰到好处。香水的选择要与气质相匹配，味宜淡雅，闻上去给人以舒畅的感觉。指甲要干净、整洁，修剪要得体，长度要适中，最好不要使用指甲油。

从饰物上看，手指上佩戴一枚戒指即可，无须过多佩戴饰物。女性还可以再佩戴款式简单的纱巾或披肩、精致的手链或项链。

面试时，求职者与招聘者之间往往距离比较近，因此，求职者面试前一定要沐浴，确保体味清新，以免因不注意个人卫生而使身体散发出异味而造成招聘者的不快。此外，求职者还要注意口腔卫生，面试前不要食用大蒜、韭菜等带有强烈异味的食物，以免因异味引起招聘者的反感。必要时，可以喷口腔清新剂或咀嚼口香糖以减少口腔异味，但在与人交谈时要避免咀嚼口香糖。在面试时，因握手、呈递个人资料等均要使用双手，所以，要注意双手的清洁。

（二）面试中的礼仪

在招聘、应聘过程中，面试是极其重要的一个环节，它既是招聘考核的最后一关，也是求职成功与否最具决定性的一关。注意遵循面试中的礼仪，能够更好地帮助求职者抓住面试机会，以最快的速度实现就业理想。

1. 遵时守信、不急不躁

求职者最好提前 10～20 min 到达考场，保持情绪稳定。千万别迟到或违约，初次见面没有任何理由迟到，否则，会让招聘者认为求职者缺乏热情和缺乏责任心。在等候室，对接待人员要有礼貌，注意细节，不要忘记说“谢谢”、“请您……”之类的客套话。等候时，不要旁若无人、大声喧哗、接听手机、东张西望、到处走动，给人以浮躁的感觉，进入面试室前要将手机关闭，以免应试时打乱思绪。

2. 入室敲门、“请”后入座

即使面试房间的门是虚掩的，也应先敲门，千万别冒失地推门就进，给人以鲁莽、无礼的印象。敲门时要注意敲门声的大小和敲门的速率。进入考场后，转身轻轻地把门关好。进入面试室后，不要立刻坐下，要等考官让你就坐时再入座，并坐在考官指定的座位上，说声“谢谢”。落座时，注意坐姿端正。坐姿不端正会给考官留下不好的印象。

案例引导

细节决定成败

一位即将毕业的护生在参加某医院的招聘时，考官让她将椅子挪近一点，她并没有在意，挪椅子时发出较大的响声，结果使她失去了这份工作。事后这位护生深有感触地说：“我当时把求职可能遇到的细节都注意到了，衣着整洁干净、得体大方，自荐材料精美，回答问题也可以说干脆利落，但万万没想到考官要我挪椅子竟然也是在考我。”

3. 举手投足、稳重有礼

考官通常对细节部分即非语言信息有敏锐的观察力，所以在应聘时要思想集中，思路清晰，语气亲切自然，能让对方感觉出你的自信、稳重、大方。你面带微笑，举止有礼，会让对方感到友好和愉快。拿、递简历时要与考官用诚恳的目光接触，双手将简历轻轻放在对方面前时，要将顺向的一方朝向考官，主动展开，随即依次作简单介绍。

4. 自我介绍、谦虚自信

求职者作自我介绍时，应注意以下问题。①准备充分：事先把自我介绍的讲稿拟好，并背得滚瓜烂熟，同时还要结合演讲技巧，使考官听后既有深刻的印象，又能感受到轻松自然的氛围。②充满自信，举止大方：自我介绍时，要充满自信、落落大方、态度诚恳。③语言幽默，轻松自然：介绍过程中，适时地使用幽默的语言，能缓解面试时的紧张气氛，并能加深考官的印象。④注意自尊和自谦：作自我介绍时，切勿神态得意洋洋，目光咄咄逼人，给人一种不可一世、骄傲自大、目中无人的印象，应做到语气平和、目光亲切、神态自然，充分体现自尊、自谦的良好形象。⑤内容有针对性：自我介绍的内容要言之有物，要有针对性地重点介绍与应聘岗位相关的内容。切忌大话、空话，以免给考官造成炫耀之感。

5. 仔细聆听、把握分寸

求职者必须要让考官先开口发问，认真听清考官的题目及其要求，然后针对问题作出正确的回答。切忌过分热情，不问青红皂白，信口开河。

6. 口齿清晰、语言流畅

面试时护生的语言表达反映其成熟程度和综合素养。交谈时要注意发音准确，吐字清晰，语气平和，语调恰当，音量适中，此外，还要控制说话的速度。

7. 遇事冷静、诚实坦率

面试过程中，考官为了观察你的应变能力及自控能力，常常采用一些较为特殊的手法；有的考官采用中途退场或姗姗来迟的方式来考察你的应变能力；也有的会提出一些较为苛刻的问题，甚至这些问题和考试没有什么关系。如果考官问到个人隐私，应委婉地拒绝："这是我的个人隐私，能否改日再谈。"如果在面试时遇到实在不会回答的问题，就应真诚地回答："这个问题我没有思考过，不会回答。"这样反倒会给考官留下诚实、坦率的好印象，不要支支吾吾或不懂装懂。

案例引导

预设前提，无懈可击

考官问："如果录用你，你能在我们科室长期干下去，不跳槽吗？"这位护生巧妙地回答到："前几天我看到一篇文章叫做'流行跳槽的年代我不跳槽'，因为文章的主人找到了更适合自己的工作，有能发挥自己才能的环境和丰厚的收入，我很赞同她的看法。就我求职的愿望而言，我想找到一份满意的工作，我将为它献上我全部的心血。"

她的回答很坦诚，也很全面，无懈可击。

8. 告别礼仪

在面试快要结束时，要特别注意考官的暗示。当双方的意愿都表达得差不多时，求职者听到考官说“你的情况我们已经了解了”、“今天就到这里吧”、“谢谢你对我们工作的支持”等时，你可以面带微笑主动告辞，告辞时要注意礼貌。可以机智地询问对方会在什么时候才能让你知道结果。并向对方给了自己这次面试的机会表示感谢，力求给对方留下一个积极、良好的印象。

（三）面试后的礼仪

求职者往往非常注重面试前和面试中的礼仪规范，容易忽略面试后的礼仪要求。一般而言，面试结束后一两天之内，求职者可以向曾经面试过的单位发一封致谢函。致谢函要简洁明了，一般不超过一页纸。此种做法一方面可以表示求职者的谢意，体现对对方的尊重，另外，一方面也可以重申自己对该工作的渴望和能够胜任该工作的能力。这样的致谢函会使对方加深对求职者的印象，增强其竞争力。

古语说得好：“腹有诗书气自华”，内在修养才是提高求职成功率最根本的源泉。面试者在求职的过程中，准备充足，克服恐惧，信心十足地去面试，真实地表达自己的意愿，告诉别人你需要我做什么，我能为您做什么，拥有了一颗积极进取的心，定能在面试的过程中取得好的成绩。

重点提示

1. 求职礼仪是公共礼仪的一种，它是求职者在求职过程中与招聘单位接待者接触时礼节、礼貌方面的体现，具有广泛性、时机性和目的性等特点。

2. 求职信一般都由开头、主体和结尾三部分组成。

3. 个人简历一般包括三个部分：介绍个人概况；说明本人的求职目标、陈述求职资格和工作能力；附加参考性资料。

4. 面试礼仪包括面试前的准备、面试中的礼仪、面试后的礼仪。

能力检测

一、A_1型题选择题

1. 下列哪项是求职礼仪的特点？（　　）

A. 礼貌性　　B. 广泛性、时机性、目的性

C. 情感性　　D. 保密性

E. 宽容性

2. 参加护士招聘面试时需要掌握的原则是（　　）。

A. 实事求是、随机应变、自圆其说　　B. 从俗原则

C. 平等原则　　D. 敬人原则

E. 自信原则

二、填空题

1. 个人简历一般包括三个主要部分：________；________和附加参考性资料。

2. 书面求职材料的写作要求有：________；________和________。

三、问答题

1. 面试者在面试时应遵守哪些应试礼仪？

2. 面试者在面试时如何进行得体的自我介绍？

3. 回答护士面试时常见的问题。

(1) 作为一名医务工作者，你认为你有哪些优势和不足？

(2) 如何与患者建立良好的护患关系？

(3) 如果你在门诊，突然发现一个患者疑似甲型 H1N1 流感，你会如何处理？

(4) 医生常常对患癌症的患者隐瞒病情，你如何看待？

(5) 假设你在某单位工作，因成绩突出得到领导的肯定，但同时你发现同事们越来越孤立你，你怎么看这个问题？你准备怎么办？

技能训练

[内容]

面试前的模拟训练。

[目的要求]

掌握面试的各种技巧。

[训练过程]

模拟训练时，邀请曾经参加过护士招聘的同事或者同学参加，担任“评委”。

(1) 评委要观察面试者的形象、服装、发型、化妆及面试中涉及的礼仪。

(2) 看其口才和表达。当场提出几个针对性较强的问题，例如，“请你作一下自我介绍”、“为什么要选择我们单位”、“你对自己的薪金有什么要求”等，以检验应聘者的反应能力，并对其进行指点。

(3) 看其才艺表演，能否给评委留下深刻的印象。

(4) 指出其不足，并有针对性地进行强化训练。

（杨光云）

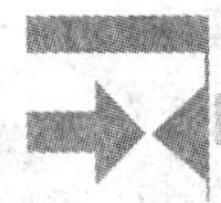

项目九 其他礼仪

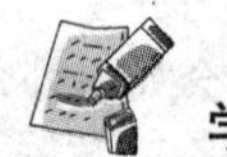

学习目标

1. 掌握社交礼仪的原则。
2. 熟悉各项社交礼仪的基本内容。
3. 熟悉办公礼仪、会议礼仪的基本内容。
4. 了解中国部分习俗礼仪。

项目描述

本项目主要介绍社交礼仪的原则,各项社交礼仪的内容;办公礼仪与会议礼仪的内容;中国部分传统节日礼仪、部分少数民族礼仪与风俗。通过本项目的学习,让护生掌握社交礼仪的原则,熟悉各项社交礼仪的基本内容;了解社交礼仪、办公礼仪、中国部分习俗礼仪的基本知识,为今后步入社会做好充分的准备。

案例引导

2005 年 4 月在北京举行的中国台球公开赛上,18 岁的丁俊晖和亨得利正在进行最后的王者之争。观众想将精彩镜头捕捉下来,在拍照时没有关闭闪光灯。尽管主持人和工作人员一直在提醒,要求观众关闭闪光灯,但每当球手准备击球的时候,观众席上就会闪起刺眼的强光,还有一些观众在场边频繁地走动、接电话。

问题:

1. 观众在观看演出时要遵守哪些礼节?
2. 如果你是观众,你将如何做?

一、社交礼仪

中国自古以来素有"礼仪之邦"的美誉,礼仪是中国古代文化的精髓。在大力提倡社会主义精神文明与构建和谐社会的今天,知书达理、以礼待人是每一位公民必须具备的社会公德。大学生进入社会后免不了与他人打交道,对大学生进行社交礼仪教育具有跨时代的特殊意义。

（一）社交礼仪的原则

1. 尊重原则

在社交活动中应对他人表示尊敬与重视。尊重是礼仪的情感基础，在社会中人与人是平等的，尊重他人说明一个人具有良好的个人素质。

2. 平等原则

社交活动中要贯彻平等原则，平等是礼仪的核心，人人平等。尊重交往对象的人格、意愿，以礼相待，同时也要充满自信，不卑不亢。

3. 信用原则

讲信用是社交活动中的一项基本原则。孔子说：民无信不立，与朋友交往，言而有信。

4. 相容原则

在社交过程中难免会有误解和矛盾，人们在交际活动中运用礼仪时，既要严于律己，更要宽以待人。

5. 从俗原则

由于国情、民族、文化背景的不同，必须坚持入乡随俗。从俗就是指交往各方都应尊重相互之间的风俗、习惯，了解并尊重各自的禁忌。

6. 适度原则

适度就是把握分寸，礼仪无论是表示尊敬还是热情都有一个“度”的问题，没有“度”，施礼就可能进入误区。

（二）宴会礼仪

宴会是国际、国内社会交往中一种通行的较高层次的礼仪形式。一般将政府机关、社会团体举办的有一定规模的酒宴称为宴会；将私人举办的规模较小的称为筵席。宴会，是以餐饮的方式进行的人与人之间的感情交流，是人们社会交往，特别是涉外交往中常见的一种礼仪活动。

1. 宴会的形式

宴会的种类复杂，名目繁多。按照宴会的规格的不同分为国宴、正式宴会、便宴和家宴。按照宴会的类别的不同分为中餐、西餐、中西合餐宴会。按照宴会举行的时间的不同分为早宴、午宴和晚宴。其他如鸡尾酒会、冷餐会、茶会等也可列为宴会。

2. 宴会组织礼仪

宴会具有严格的礼仪要求。宴请宾客是一种较高规格的礼遇，所以主办单位、主人或赴宴者都应该认真、周到地做好各种准备工作。

(1) 明确宴会的对象、目的和形式：首先要明确宴请的对象，以便确定宴会的规格、主陪人、餐式等。宴请的目的可以是为某一个人或某一件事而举办，可以是为表示欢迎、欢送、答谢而举办，还可以是为表示庆贺、纪念等而举办。请哪些人参加，请多少人参加都应当事先明确。主客双方的身份要对等，主宾如偕夫人，主人一般也应以夫妇名义邀请。

① 确定宴会的具体时间和地点：主人确定宴会的时间，应从主宾双方都能接受来考虑，一般宴会时间不应与宾客的工作和生活安排冲突，不选择在重大节日、假日，也

不应安排在双方的禁忌日。

② 发出邀请：宴会一般都要用请柬提前正式发出邀请，以便被邀请人及早做好安排。

③ 根据宴会的性质确定菜单：拟订菜单和用酒要考虑并尊重客人的饮食习惯、禁忌；注意冷热、甜咸、色香味、营养、荤素搭配；对于异地的宾客，在征求其意见的基础上，适当突出本地特色。

④ 做好席位安排及环境和餐具的准备：宴会一般都要事先安排好桌次和座次，以便参加宴会的人都能井然有序地各就各位。席位的安排也体现出对客人的尊重程度。在安排桌次时，首先确定主桌的位置，以主人的桌为基准，右高、左低，近高、远低。

(2) 迎宾的礼仪：为了显示出对客人的尊重，负责接待的人员应注意自己的仪表。宴会开始前，主人应在大厅门口迎接客人。对规格高的贵宾，还应组织相关负责人到门口列队欢迎。客人来到后，主人应主动上前握手问好。

3. 赴宴者的礼仪原则

宴会是否成功，应邀赴宴的客人的密切配合也是很重要的。客人接到邀请后，不论能否赴约，都应尽早答复，以便主人作出安排。不能应邀参加的，要婉言谢绝。确有意外不能前去的，要提前解释并致以歉意。作为主宾不能如约参加的，更应郑重其事，甚至登门解释、致歉。赴宴前，客人应进行仪表的修饰，这是对宴会的重视，也是对主人的尊重。无论参加什么宴会，赴宴都不能迟到，迟到是非常失礼的，但也不可去得过早。如果过早会使主人措手不及，过晚则会打乱主人宴会的计划。如果迟到时间超过15 min，应及时给主人打电话，请其不要等待。另外，无特殊原因，客人尽量避免在宴会中途退场。

（三）舞会礼仪

无论是国际舞会还是国内舞会，都是高尚、讲究礼仪的社交活动。舞会也是展示魅力、风度、修养的场所。

1. 仪容

出席舞会之前，一定要洗澡、理发、漱口。不要吃葱、蒜、韭菜、海鲜、腐乳之类气味经久不散的食物，不要饮酒。

2. 化妆

参加舞会前，要根据个人的情况进行适度的化妆。化妆的重点主要是美容和美发。

3. 服装

舞会的着装必须整洁、美观，一定要头发干净，衣着整洁，选择与舞会的氛围协调一致的服装。女士最好穿裙装或旗袍，搭配高跟鞋；男士一般可以穿深色西装，如果是夏季，可以穿淡色的衬衣，打领带。

4. 佩饰

女士在正式的场合要穿晚礼服。晚礼服源自法国，法语是“袒胸露背”的意思。近年来也有穿旗袍改良的晚礼服，既有中国的民族特色，又端庄典雅，适合中国女性的气质。穿晚礼服时一定要佩戴首饰。

知识链接

日常首饰的佩戴原则

1. 以少为佳，提倡不戴。一般不多于三种，每种不多于两件。

2. 善于搭配，如穿无袖旗袍、高筒薄纱手套去参加高级晚宴，戒指应戴在手套里(新娘除外)，少女穿短裙参加晚宴，脚链戴在袜子外(建议腿型好或走路姿势好的少女才戴脚链)。

3. 同质同色。

4. 习俗原则：男戴观音，女戴佛；戒指戴在食指上表示想结婚，戴在中指上表示已有爱人，戴在无名指上表示已婚，戴在小拇指上表示独身，拇指上不戴戒指。

5. 礼貌邀舞

根据惯例，在舞会上邀请舞伴时，男士应当主动邀请女士。舞曲响起后，男士可行至拟邀跳舞的女士面前，先向与她一起就座的男士或其他人点头示意，然后点头或者欠身施礼，目视对方，轻声说："请您赏光"或"可以请您跳舞吗"。女士也可以主动邀请男士跳舞，具体做法与男士邀请女士的相类似。但不同的是，一般情况下女士可以拒绝男士的邀请，而男士一般不宜谢绝女士的邀请。女士在正式的舞会上，一个人不宜单独跳舞，更不宜同性共舞，尤其是在有外宾参加的舞会上。这是最基本的规矩，因为在西方人看来，同性共舞有同性恋的嫌疑，尤其是男性共舞。

6. 共舞礼仪

注意上场、下场的规矩，给舞伴应有的尊重。上场时，男士应主动跟在女士身后，让对方来选择跳舞地点。下场时，不宜在舞曲未完之际先行离去。男士可在原处向女士告别，或者把对方送回原来的地方再离开。

(四) 交通礼仪

对每一个现代人来说，走路、乘车是基本的社会活动。遵守交通礼仪不仅是交通安全的基本保障，更能体现出个人的礼仪修养。

1. 行路礼仪

行姿的基本要求是"行如风"。起步时，上身前倾，身体重心落在前脚掌上。行走时，抬头挺胸、腹部和臀部适度收缩、目光平视、下颌微收、面带微笑。如果是两人同行，那么前为尊、后为卑，右为大、左为小。如果是三人同行，则以中央为尊，右边次之，左边再次之。

行路时要自觉遵守交通规则。过马路时要走人行横道，遇到路口要看红绿灯；行人之间需礼让。当他人问路时，如果知道应热情地告诉对方。路遇熟人，要主动问候。如果在路上碰到久别重逢的朋友，想多交谈一会儿，则不要站在路当中或拥挤的地方，以免妨碍交通。走路时不要边走边吃东西，如确实是饥饿或口渴，可以停下来吃完后再赶路。走路时要注意保持环境卫生，不要随地吐痰、抛弃垃圾。

2. 乘坐交通工具时的公共礼仪

(1) 购票:搭乘交通工具均需排队购票上车。在购票时,应按照先后顺序依次购买。

(2) 排队上车:在候车时,应自觉排队,车到站后,按照先下后上的原则依次上车,下车也应依次而下,不可拥挤、插队。

(3) 对号入座:乘坐需对号入座的交通工具时,上车后应根据自己的座位号对号入座。对于无需对号入座的车辆(如公交车、地铁),应按照上车的先后顺序入座,不应抢座;如遇到尊长、女士、老人、患者、孕妇、儿童、抱孩子的人时,应主动让座。

(4) 安全乘车:不带易燃、易爆物品;上车后,随身携带的物品应稳妥地放置在行李架上,不得放在座位或通道上;禁止在车厢内吸烟;不要把头、手伸出窗外。

(5) 礼貌乘车:在乘车时,对他人要礼让,对自己要克制。不要在车厢内打架、斗殴;对他人的冒犯,应当心平气和,以礼相待;不在车厢内大声喧哗、赌博。

在乘坐公用交通工具时,必须将其视为一种公共场合。因此,必须讲究社会公德,遵守公共秩序。在乘车时注意举止,不要往车外丢东西、吐痰,不在车上脱鞋、换衣服。夏天乘车时,不穿拖鞋、背心、三角裤。情侣在公共汽车上,不要过分亲昵。通过他人面前时,要说"对不起,请您让一下",别人给你让路时要说"谢谢"。不要对他人不理睬,横冲直撞。不论是乘坐何种车辆,就座时均应相互谦让。

(五) 文化场所礼仪

1. 观看演出礼仪

观看演出是人们陶冶情操的一种高层次的娱乐活动,同时也是重要的文化场所。有关礼仪包括以下几方面。

(1) 着装适宜:衣着整洁,不宜穿背心、拖鞋等。男士可穿西服套装;女士可化淡妆、穿长裙。如遇有特殊要求的应自觉遵守。

(2) 礼貌入场:无论观看何种文艺演出都要凭票入场。一般提早 15 min 进场,对号入座;如果迟到,应先就近入座,或在外厅等候,等到幕间休息时再入场;如果入座时打扰了他人,应表示歉意。如果戴着帽子应摘下,以免影响后排观众。

(3) 保持安静:观看演出时,应自觉保持肃静,不大声说笑或交头接耳;热恋中的情侣,在公共场合不要过分亲昵;不随便走动;将手机等通信工具关闭或调成静音状态;不吃带皮、带壳和会发出声响的食物。当演出一幕结束后,观众应该热烈鼓掌。如在演出中对某个节目不欣赏或演出中出现差错和失误,不要喝倒彩、鼓倒掌,更不要起哄、吹口哨。

(4) 有序退场:一般演出中途没有特殊情况,不应中途退场。如果有紧急事情必须离场时,要等中场休息时方能离开。演出全部结束后,起立鼓掌;若演员出场谢幕,应再次鼓掌;谢幕结束后按顺序退场。如遇嘉宾上台接见演员,应在接见仪式结束后再退场。当演出结束后,不要急于退场,应按座位的先后顺序依次退场。

2. 观看体育比赛礼仪

进场后对号入座。入座后,要遵守赛场秩序,不抽烟、不吃带皮的食物。不起哄、不吹口哨、不喝倒彩、不扔东西。比赛过程中拍照不能使用闪光灯。观看体育比赛时应热情地为双方运动员加油；不嘲讽、辱骂裁判员及运动员，不做有损国格、人格之事。在举行颁奖的升旗仪式时，观众应当面向国旗，肃立致敬。对于其他国家的国旗、国徽，也应给予应有的尊重。比赛结束时，要向双方运动员鼓掌致意；比赛完全结束才能有秩序地退场，不要争先恐后。

3. 游览观光礼仪

随着人们生活水平的不断提高以及旅游业的发展，现在有更多的人加入到游览观光的队伍中。游览观光给人们带来身心享受，同时对个人的品德、素质的要求也高了，这其中就包括礼仪方面的要求。

一般情况下，旅游观光者的着装应以休闲装为主。夏季天气炎热时，男士不宜只穿背心、短裤，女士不宜穿过于暴露的服装去旅游。进入旅游景点时不要吸烟、随地吐痰、随地大小便、乱扔果皮、丢弃塑料袋等。到名胜古迹参观时，不要在柱、墙、碑等建筑物上乱写、乱画、乱刻；不要踩踏草坪、不要攀折树枝等。对动物园里饲养的动物，不应向其喂食或用棍棒触摸动物。

当游人较多时，应主动谦让年长者、女士和儿童。游览过程中如遇到游人拍照，应暂停脚步，以免影响他人。当有人需要你帮忙拍照时，应当热情帮忙。当需要别人帮忙时，说话要有礼貌，他人为你拍照后，要向对方道谢。在对名胜古迹拍照前，要注意拍照的有关事项。对于禁止拍照的景点，不要偷拍、强拍。对文物、字画等拍照时不要使用闪光灯，避免损害文物。

二、行政工作礼仪

行政工作礼仪是行政人员的生活行为规范与待人处事的准则，是对行政人员仪表、仪容、言谈、举止等各方面的具体规定。

（一）办公礼仪

办公礼仪，是指机关工作人员在自己的办公室内执行公务和处理公事等活动时应当遵循的礼仪规范。

1. 着装礼仪

在办公室工作，服饰要与之协调。男士最适宜穿黑、灰、蓝三色的西服套装。女士则最好穿西装套裙、连衣裙或长裙。男士不要穿印花或大方格的衬衫；女士不宜把露、透、短的衣服穿到办公室里去。在办公室里工作不能穿背心、短裤、凉鞋或拖鞋，也不适合赤脚穿鞋。戴的首饰不宜过多。

2. 举止礼仪

在办公室里对上司和同事都要讲究礼貌，经常使用“您好”、“早安”、“再会”之类的问候语。同事之间不能称兄道弟或乱叫外号，而应以姓名相称。对上司和前辈可以用“先生”或其职务来称呼，最好不要在大庭广众之下开玩笑。对女同事要尊重，在工作中要讲究男女平等，社交中按照“女士优先”的原则去做。尽量不要在办公室里吸烟，更不要当众表演自己擅长的化妆术。如很想吸烟或需要化妆，则应去专用的吸烟室或化妆间。若附近没有这类场所，则可去洗手间。

知识链接

办公室环境礼仪

1. 保持办公室干净、卫生。
2. 办公物品摆放合理。
3. 墙面上的张贴物、挂件整齐有序。
4. 办公桌上物品摆放要合理、方便、干净、卫生。
5. 办公场所及用品应俭朴。
6. 电话机的摆放以便于接听为原则。
7. 合理安排在办公室用餐的时间及空间，以不影响工作和他人为前提。

3. 工作礼仪

办公时间不做与工作无关的事情，如玩游戏、打牌、吃东西、打瞌睡等，也不要乱串办公室，以免影响他人的正常工作。私人电话接听有度。学习基本的办公规则和方法，热爱自己的工作，做到尽职尽责、勤勤恳恳。严格遵守单位规定的作息时间，每天准时上下班，不迟到、不早退。

（二）会议礼仪

会议是协调内部关系，加强同外界联系、合作和交流普遍采用的方法。因此，为了达到良好的会议效果，人们在准备和参加会议的过程中应该遵循会议的礼仪规范。

1. 会议前准备

成立专门的会议机构来进行会议的筹备及组织协调工作。定出会议主题、内容、出席人员，发放会议通知，布置会场，制定会议议程和日程等。会议主办单位一旦确定日程，应尽早将会议召开的时间、地点、会议议程、日程及食宿安排等相关事项，一并以书面形式通知所有参会人员。会场布局常用的有方阵形、“O”字形、“U”字形、“T”字形、“回”字形等。

2. 会议期间礼仪

在会议期间设立签到处，有助于准确统计到会人员数量。将发言内容进行文字记录，凡是重要会议，通过手写、电脑录入、录音、录像等形式进行现场记录。对于某些大型会议，应安排专人负责会场监督，以便及时发现问题，及早解决，以保证会议的顺利进行。

3. 会议应邀者礼仪

参会人员在接到会议通知后，应尽早给予答复，以便主办方尽早作出安排。接到通知后，一定要严格遵守有关会议时间的具体规定，准时到会。在会议进行中，不要来回走动，不要随便离开现场。

4. 会议记录及善后礼仪

会议结束后，整理会议记录，确保记录的真实性。会议结束后主办方要为外来参会者提供返程的便利，必要时应安排专人送行。

三、中国部分习俗礼仪

（一）部分传统节日礼仪

1. 春节

春节是中国一个古老的传统节日，一般是指除夕和正月初一。在民间，传统意义上的春节是指从腊月初八的腊祭或腊月二十三或二十四的祭灶，到正月十五，其中以除夕和正月初一为高潮。春节是全年最重要的一个节日，因此习俗也多种多样。因为相传“年兽”怕红色、火光、响声，所以人们便有贴春联、放鞭炮、敲锣打鼓等习俗。不同时期、不同地区、不同民族的习俗都不相同。

春节是个欢乐祥和、亲人团聚的日子，离家在外的人们过春节时都要回家欢聚。守岁是最重要的年俗活动之一，除夕晚上，全家老小都在一起熬年守岁。北方地区在除夕之夜有吃饺子的习俗，饺子的‘饺’和‘交’谐音，有相聚之意。在南方有过年吃年糕的习惯，象征在新的一年中生活甜蜜蜜、步步高。

2. 元宵节

农历正月十五元宵节又称为上元节、春灯节，是中国的传统节日。中国幅员辽阔，历史悠久，所以关于元宵节的习俗在全国各地也不尽相同，吃元宵、赏花灯、舞龙、舞狮子等是元宵节几项重要的民间习俗。

元宵象征全家人团团圆圆、和睦幸福，人们也以此怀念离别的亲人，寄托对未来生活的美好愿望。这个传承了两千多年的传统节日，不仅盛行于海峡两岸，就是在海外华人的聚居区也年年欢庆。

3. 清明节

清明节是农历二十四节气之一，在仲春与暮春之交，也就是冬至后的106天，阳历每年的4月4日至6日之间，清明节一到，气温升高，正是春耕春种的大好时节，故有“清明前后，种瓜种豆”之说。

清明节是我国传统节日，也是最重要的祭祀节日，是祭祖和扫墓的日子。扫墓俗称上坟，是祭祀死者的一种活动。汉族和一些少数民族大多都是在清明节扫墓。

4. 端午节

端午节为农历五月初五，是中国民间古老的传统节日之一。端午也称端五、端阳。此外，端午节还有许多别称，如午日节、重午节、五月节、天中节、龙日等。虽然名称不同，但从总体上说，各地人民过节的习俗还是同多于异的。

端午节是我国的传统节日，这一天必不可少的活动为吃粽子，赛龙舟，挂蒿草、艾叶，喝雄黄酒。据说，吃粽子和赛龙舟是为了纪念屈原，所以新中国成立后曾把端午节定名为诗人节，以纪念屈原。至于挂蒿草、艾叶，喝雄黄酒，据说是为了避邪。

5. 中秋节

农历八月十五，恰逢三秋之半，故名中秋节。中秋节与春节、清明节、端午节并称为中国汉族的四大传统节日。

中秋节的习俗很多，形式也各不相同，但都寄托着人们对生活无限的热爱和对美好生活的向往。在我国，中秋佳节最主要的活动是赏月和吃月饼。

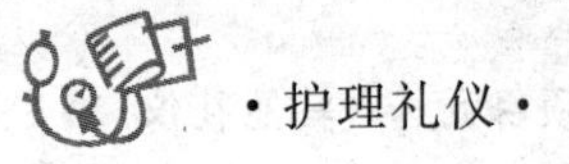

（二）部分少数民族礼仪与风俗

1. 满族

满族主要分布在我国东北三省，以辽宁省最多。满族是十分注重礼节的民族，满族有尊上、敬老、好客、守信等美德。敬老是满族人礼仪的核心。在路上遇见长辈，等长辈走过再行；晚辈见了长辈要施礼，在同辈人中年轻的见了年长的也要施礼问候。长辈的教诲晚辈要洗耳恭听，不能顶撞。长辈说话时，不经允许，晚辈不得插话。吃饭时，要长辈先坐、先吃，晚辈才能坐下。满族是个好客的民族。如有客人来访，全家人都要到门外迎接。满族自古有内眷不避外客的习俗，特别是初次登门的客人，主人还要主动向客人介绍内眷，以示敬意。

2. 朝鲜族

中国朝鲜族主要分布在中国东北的吉林省、辽宁省和黑龙江省，少数散居在内蒙古和内地一些城市。朝鲜族有自己的语言、文字，以能歌善舞而著称，朝鲜舞蹈包括长鼓舞、刀舞、扇舞等。因其喜穿素白服装，所以被称为“白衣民族”。

朝鲜族素有“东方礼仪之族”的美称。在日常生活中，处处都能体现对长辈的尊重。饮酒、吸烟，父子不同席；在家宴中年轻人与老年人同席而无法回避时，年轻人举杯背席而饮；晚辈不能在长辈面前喝酒、吸烟；与长者同路时，年轻者必须走在长者后面，若有急事非超前不可，须向长者恭敬地说明原委；晚辈对长辈说话必须用敬语，平辈之间初次相见也用敬语。

3. 蒙古族

蒙古族主要聚居在内蒙古自治区，其余分布在东北、西北地区。蒙古族是一个历史悠久而又富于传奇色彩的民族。千百年来，蒙古族过着“逐水草而迁徙”的游牧生活。中国的大部分草原都留下了蒙古族牧民的足迹，因而被誉为“草原骄子”。

热情好客、待人诚恳是蒙古族人民的传统美德。客来敬茶是蒙古族的一种传统礼仪。当家中来客人时，不管是常客还是陌生的客人，主人首先要为客人斟上香气宜人的奶茶，然后摆上奶食和糕点。斟酒敬客也是蒙古族的传统美德，通常主人将美酒托在长长的哈达上，唱起动人的敬酒歌，从客人中的长者开始，依次进行。献哈达是蒙古族迎送客人和日常交往中特有的习俗。

4. 回族

回族是中国少数民族中人口较多的民族之一。主要聚居于宁夏回族自治区，在甘肃、新疆、青海、河北以及河南、云南、山东也有聚居区。

回族是一个非常好客而热情的民族，有着“持家从俭、待客要丰”的优良传统，重视待客礼节。当家里来客人时，主人立即起身相迎并让座，献上香茶。当男主人与客人愉快交谈时，女主人则到厨房准备丰盛饭菜款待客人。进餐时，不说污言秽语，不挑剔食物，也不要用筷子在碗里乱搅动，要小口进食。饮水时，不接连吞咽，要一口一口慢慢饮。陪客吃饭也有讲究，男客人由男主人陪同，女客人由女主人陪同，晚辈不能陪客吃饭。送客时，全家人都要一一与客人道别、祝福，主人一直将客人送出自己家门口，如果是贵客还要送出村庄或城镇才分手。

5. 藏族

藏族是中国古老的民族之一。主要分布在西藏自治区以及青海、甘肃、四川、云南等临近省。素有“世界屋脊”之称的西藏，是藏族的主要聚居地，占当地人口的95%。

藏族人民热情开朗、豪爽奔放，献哈达是藏族人民对客人最普通、最隆重的礼节。藏族人常用青稞酒、酥油茶招待客人。敬酒以满怀为敬，主人先喝，客人喝酒时，先用食指沾洒向天空弹三次，祝“扎西德勒”后再喝，若客人酒量不大，经主人同意，也可不喝，以表示礼节。藏族人民非常注意使用敬语，这种风气拉萨人更为讲究。在与人交往时，地位相同的人相互用敬语，地位低的人对地位高的人也用敬语。不会敬语的人被认为缺少教养，而敬语用错了，便会闹出笑话。

重点提示

1. 社交礼仪的原则有尊重原则、平等原则、信用原则、相容原则、从俗原则、适度原则。

2. 各项社交礼仪的基本内容：宴会礼仪、舞会礼仪、交通礼仪、文化场所礼仪。

3. 办公礼仪、会议礼仪的基本内容。

4. 中国部分习俗礼仪：部分传统节日礼仪、部分少数民族礼仪与风俗。

能力检测

一、A_1型选择题

1. 社交礼仪的原则不包括(　　)。

A. 信用原则　B. 尊重原则　C. 平等原则　D. 静止原则　E. 相容原则

2. 宴会的形式种类复杂，名目繁多，其中哪项不属于宴会的分类形式？(　　)

A. 晚宴　B. 国宴　C. 外卖快餐　D. 鸡尾酒会　E. 茶话会

3. 遵守交通礼仪是个人的礼仪修养规范，也是交通安全的根本保障，下面哪种说法不正确？(　　)

A. 行路的基本礼仪是前为尊、后为卑

B. 行路的基本礼仪是左为大，右为小

C. 三人同行时，中央为尊

D. 行走时要相互体谅，礼让三分

E. 三人同行，右边次之，左边再次之

4. 中国汉族的四大传统节日不包括(　　)。

A. 春节　B. 重阳节　C. 清明节　D. 端午节　E. 元宵节

5. 学生小李与同学约好周末去电影院看话剧，他们应该提前多久入场？(　　)

A. 15 min　B. 30 min　C. 45 min　D. 60 min　E. 90 min

(杨雪艳)

参考文献

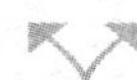

[1] 位汶军.护理礼仪与形体训练[M].北京:中国医药科技出版社,2009.

[2] 黄建萍.临床护理礼仪[M].北京:人民军医出版社,2007.

[3] 耿洁.护理礼仪[M].2版.北京:人民卫生出版社,2008.

[4] 金正昆.社交礼仪教程[M].2版.北京:中国人民大学出版社,2005.

[5] 杨家陆.公共关系学教程[M].上海:复旦大学出版社.2005.

[6] 艾亦君,李春卉.护理礼仪[M].西安:第四军医大学出版社,2007.

[7] 肖京华.医护礼仪与形体训练[M].2版.北京:科学出版社,2008.

[8] 刘宇.护理礼仪[M].北京:人民卫生出版社,2006.

[9] 高燕.护理礼仪与人际沟通[M].北京:高等教育出版社,2008.

[10] 李春卉,李晓兰.护理美学与礼仪[M].西安:第四军医大学出版社,2010.

[11] 韩继明.护理美学[M].北京:清华大学出版社,2006.

[12] 薛军霞.护理美学[M].郑州:郑州大学出版社,2008.

[13] 李晓雯,袁欣.护理服务礼仪与沟通[M].北京:人民军医出版社,2006.

[14] 李晓阳.护理礼仪[M].北京:高等教育出版社.2005.

[15] 高达玲.护理礼仪与形体训练[M].南京:东南大学出版社,2006.

[16] 赖晓琴.护理礼仪[M].南昌:江西科学技术出版社,2008.

[17] 李晓松.护理学基础[M].北京:人民卫生出版社,2008.

[18] 单伟颖.医护礼仪[M].郑州:郑州大学出版社,2008.

[19] 刘筱英,邵国琼.护士应聘面试通关[M].长沙:湖南科学技术出版社,2009.

[20] 梁银辉.现代护士礼仪与素养[M].2版.长沙:湖南科学技术出版社,2005.

[21] 全国护士执业资格考试用书编写专家委员会.2011全国护士执业资格考试指导[M].北京:人民卫生出版社,2011.

[22] 罗先武,雷良蓉.2011护士执业资格考试轻松过[M].北京:人民卫生出版社,2011.

[23] 朱德巧,杨翔.护生护理礼仪规范与人际沟通能力的培养[J].中国医学创新,2010,7(20):124-125.

[24] 崔胜男,乔明芝,张欣.浅谈护理礼仪在临床工作中的作用[J].中华临床医学研究杂志[J],2007,13(18):2656-2657.